物忘れや認知症が気になる方へ

歳だから
脳が衰えるのも
仕方がないと
あきらめない
下

! 体も脳も「使わない」からダメになる
脳の衰えは認知症につながる可能性も!

▼

でも大丈夫!

「脳を使う習慣」で衰えにブレーキ!
脳は何歳からでも若返ります

本書のPOINT

①脳活性実験で脳の前頭葉（ぜんとうよう）の血流増加を実証
②脳を刺激する「計算」脳トレを習慣化する
③衰えた脳が「働く脳」に生まれ変わります!

本書は「川島隆太教授の脳トレ 計算大全 日めくり366日」を改訂・再編集したものです。

もの忘れから徐々に脳の衰えが進行する脳機能が低下する原因は「使わない」から!

「脳が衰える」とは何なのか

歳をとると体も脳も衰えます。誰にでも起きることですが、全く対策しなければなおさら脳の機能は下がっていくばかり。では脳の衰えとはどのようなことでしょうか。**人の話を理解する力が弱くなった**り、ちょっとしたことで**イライラしたり怒りやすくなった**りすることが見られます。また、以前は好きな趣味に没頭していたのに趣味をやめてしまうことも衰えのサインです。

脳の衰えのサイン
無性にイライラする
人と会うのが面倒
文字を読むのも億劫(おっくう)
人の話がうまく理解できない
外出するにも気が乗らない
違う意見を受け入れられない
頑固になったと言われる
趣味に熱中しなくなった

認知症とはどんな病気か

脳が正常に機能しなくなると、記憶力や判断力、認知能力が著しく下がり日常生活に支障が出てきます。

認知症のもの忘れだと**体験そのものを忘れてしまう**ので、夕食を食べた後にまた夕食を食べようとするといった症状が見られるようになります。

やがて症状が重くなると、自分の周りのことがうまく認識できなくなり、外出した際に迷子になるなど**場所・時間がわからなくなる**、着替えやトイレ等も困難になります。ですから脳の衰えが表面化する前に脳の機能を維持する脳トレが重要です。

もの忘れと認知症との違い

加齢によるもの忘れ	認知症によるもの忘れ
何を食べたかを忘れる	食べたこと自体を忘れる
日付や曜日を間違える	日付や曜日がわからなくなる
体験の一部を忘れる	体験したことそのものを忘れる
忘れたことを自覚している	忘れたことに気づかない
物をなくしたときに探そうとする	物をなくしたら誰かに盗られたと思う

脳は何歳からでも認知機能は上がる前頭前野を継続的にきたえましょう!

前頭前野は脳の司令塔

　このような脳の衰えは、脳の前頭葉にある前頭前野の機能低下が原因です。前頭前野は「記憶」「考える」「判断」などといった、最も重要な司令塔の役割を担っています。**衰える原因は「使わない」から**です。運動不足で体の動きや機能が衰えるのと同様に、脳も「使わない」とダメになります。**脳は正しくきたえれば何歳からでも、認知機能が向上する**ことが科学的にわかっています。

脳トレ

読み書き計算
イラストパズル
文字パズル
数字パズル

脳の前頭前野が活性化

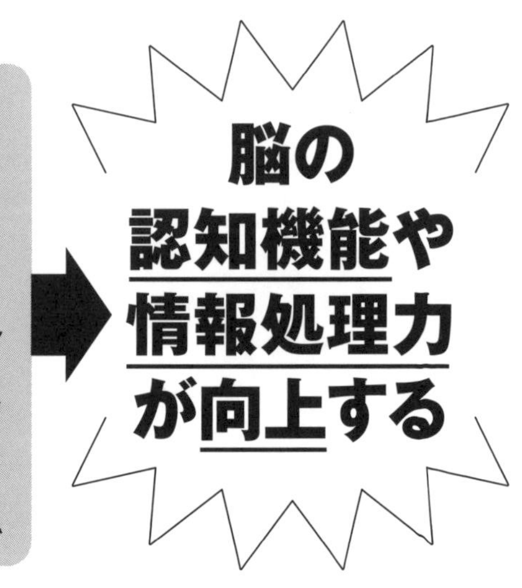

脳を使うことで若返る

人間の脳は、「前頭葉」「頭頂葉」「後頭葉」「側頭葉」の４つの部分に分けられます。中でも前頭葉にある前頭前野は、認知機能を司るだけではなく、手足や体を動かすための指令、「暑い・寒い」などの感覚も司るので、非常に重要な場所です。

脳の衰えを食い止めるためには、前頭前野をきたえましょう。**本書での「単純な計算」**のほか、イラストや文字のパズルといった簡単な問題を解くと、前頭前野が**非常に活性化し脳を若返らせる**ことができるのです。前頭前野の活性化によって、記憶力などの認知機能が向上し、情報を処理する脳力も向上することがわかっています。

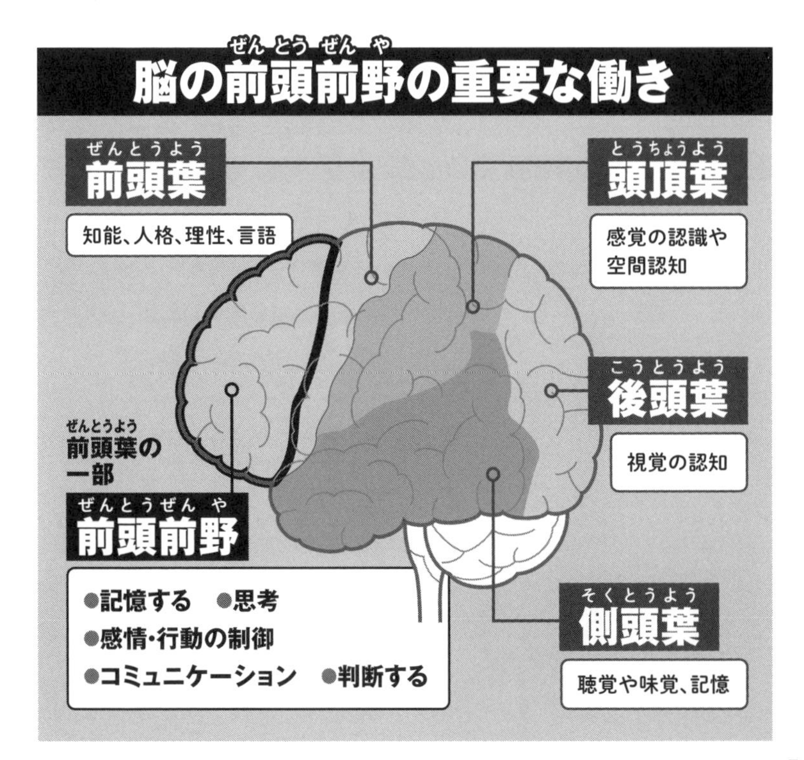

本書で前頭葉(ぜんとうよう)の血流が増え脳の活性化が証明されました!

本書の問題で脳が活性化する

脳の前頭前野(ぜんとうぜんや)を活性化させる作業は何なのか、多数の実験を東北大学と学研との共同研究によって行いました。

足し算引き算などの計算のほか、言葉の読み書き、積み木などを光トポグラフィという装置で脳の血流変化を調べていきました。この実験の結果わかったことは、実際に**手を使って数字や文字を書くこと**、つまり「読み書き計算」が非常に前頭前野(ぜんとうぜんや)を活性化させることが判明しました。

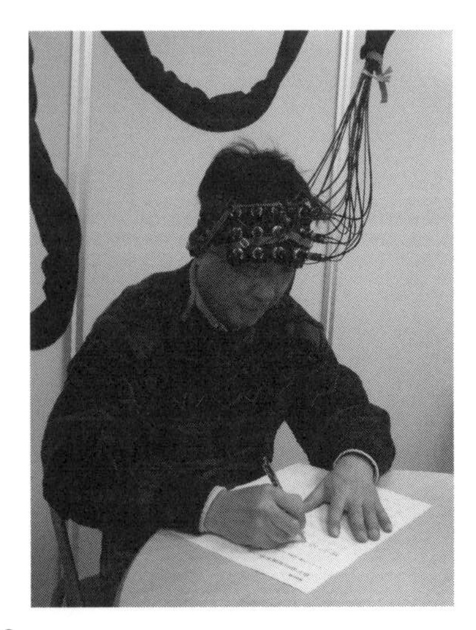

脳トレ実験

読み書き計算、
文字パズル
イラストパズル
など
多数を
実験しました

前頭葉の働きがアップする

本書の「計算」を実験した時の画像が下です。計算の作業では下の画像のとおり前頭葉が活発に働き、非常に活性化しました。**本書の脳活性効果が証明**されたのです。

脳の活性化で**最も重要なポイントは「全速力で解く」**こと。速く解くと脳の情報処理速度が上がり、認知機能が向上するのです。速く解いて「間違ったらどうしよう？」と思う方もいるかもしれません。学校のテストとは違い、間違ってもOK。「速く解く作業」＝「脳の活性化」が目的だからです。もう１つのポイントは「毎日やる」こと。継続的に続けて脳の健康を守りましょう。

脳の血流変化の実験画像

▼実験前（安静時）

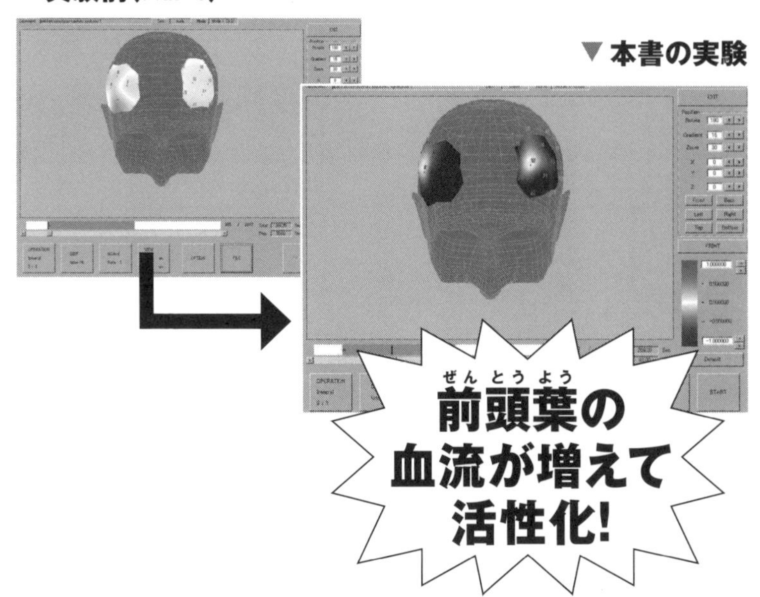

1日 1つの穴あき計算

答えはページをめくった後ろにあります。

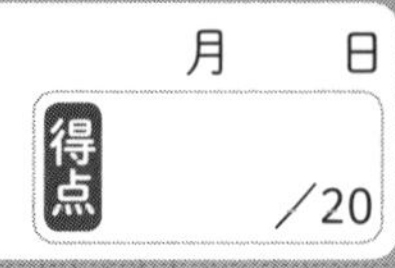

□にあてはまる数を書きましょう。

1. $3 + \square = 10$
2. $\square - 5 = 0$
3. $\square - 1 = 9$
4. $4 \div \square = 1$
5. $\square + 4 = 14$
6. $2 + \square = 7$
7. $12 - \square = 3$
8. $\square \div 6 = 9$
9. $\square \times 7 = 49$
10. $72 \div \square = 8$
11. $\square - 4 = 11$
12. $\square \div 2 = 2$
13. $9 + \square = 17$
14. $23 - \square = 22$
15. $7 \times \square = 21$
16. $\square - 3 = 1$
17. $\square + 3 = 11$
18. $7 - \square = 4$
19. $56 \div \square = 7$
20. $\square + 8 = 14$

119日の答え ▶ 1 ❶6 ❷4 ❸2 2 ❶9 ❷6 ❸5 3 ❶6 ❷7 ❸2 4 ❶4 ❷5 ❸2 5 ❶14 ❷4 ❸8 6 ❶7 ❷4 ❸2 7 ❶8 ❷2 ❸7 8 ❶5 ❷4 ❸7 9 ❶12 ❷7 ❸1 10 ❶11 ❷4 ❸3

2日 2つの数の計算

答えはページをめくった後ろにあります。

月　日

得点　／20

次の計算をしましょう。

1 $8 - 2 = \square$

2 $6 \times 8 = \square$

3 $10 \div 2 = \square$

4 $16 - 1 = \square$

5 $6 - 4 = \square$

6 $45 \div 5 = \square$

7 $8 \div 4 = \square$

8 $5 \times 5 = \square$

9 $2 + 2 = \square$

10 $5 + 4 = \square$

11 $6 \times 7 = \square$

12 $7 + 8 = \square$

13 $4 \times 6 = \square$

14 $13 - 7 = \square$

15 $1 + 7 = \square$

16 $16 \div 8 = \square$

17 $9 \times 3 = \square$

18 $8 + 2 = \square$

19 $4 \times 2 = \square$

20 $11 - 6 = \square$

120日の答え ▶ 1 ① $5 \times 5 = 25$ ② $3 \times 3 = 9$ ③ $25 - 9 = 16$ 2 ① $4 \times 6 = 24$ ② $3 \times 5 = 15$ ③ $24 - 15 = 9$ 3 ① $5 \times 6 = 30$ ② $3 \times 5 = 15$ ③ $30 - 15 = 15$ 4 ① $6 \times 6 = 36$ ② $4 \times 5 = 20$ ③ $36 - 20 = 16$

3日 タテヨコ計算

月　日

得点　／32

タテとヨコ、それぞれの計算式を解きましょう。

1

3	+	6	=	❶
+		+		
2	−	1	=	❷
‖		‖		
❸		❹		

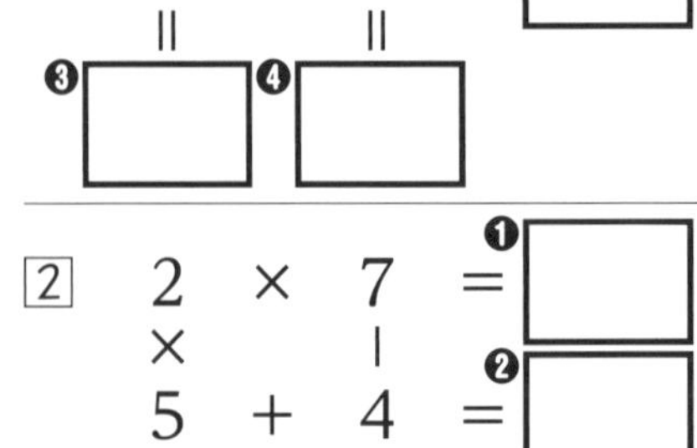

2

2	×	7	=	❶
×		−		
5	+	4	=	❷
‖		‖		
❸		❹		

3

12	÷	3	=	❶
−		+		
9	−	8	=	❷
‖		‖		
❸		❹		

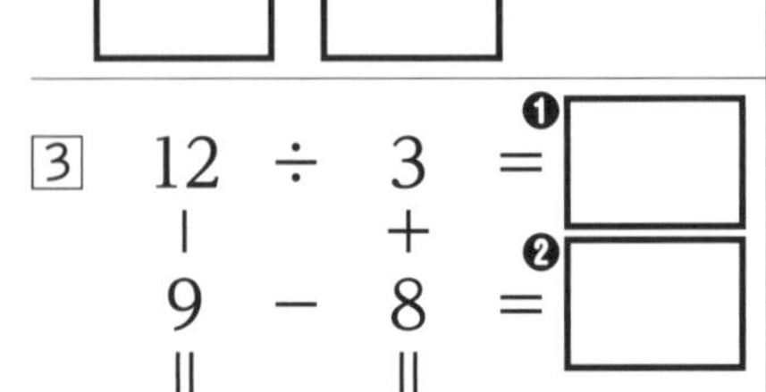

4

6	−	2	=	❶
+		×		
13	−	8	=	❷
‖		‖		
❸		❹		

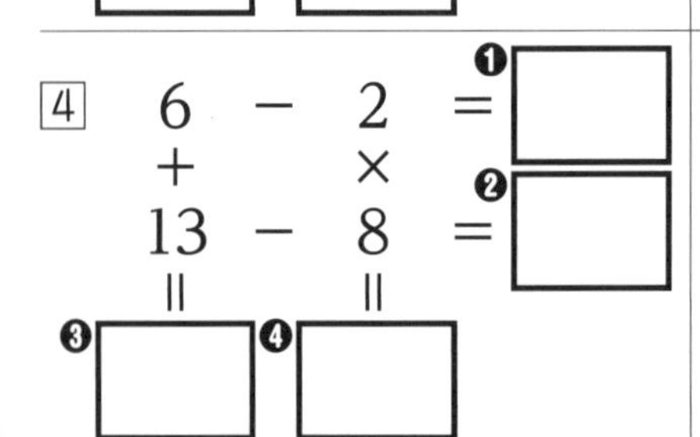

5

6	÷	6	=	❶
+		×		
9	−	5	=	❷
‖		‖		
❸		❹		

6

9	+	11	=	❶
÷		−		
3	×	2	=	❷
‖		‖		
❸		❹		

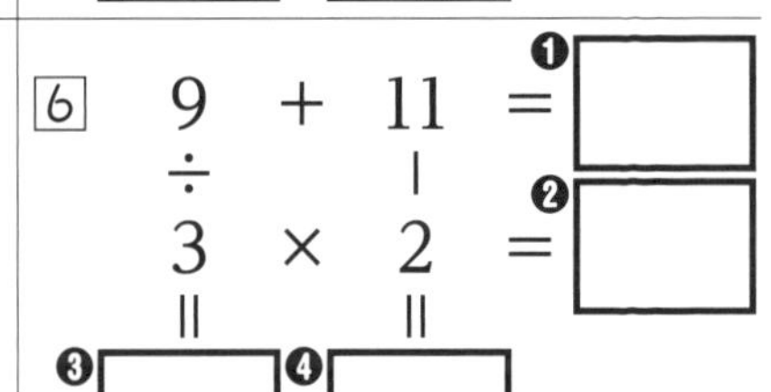

7

7	+	16	=	❶
+		÷		
8	−	4	=	❷
‖		‖		
❸		❹		

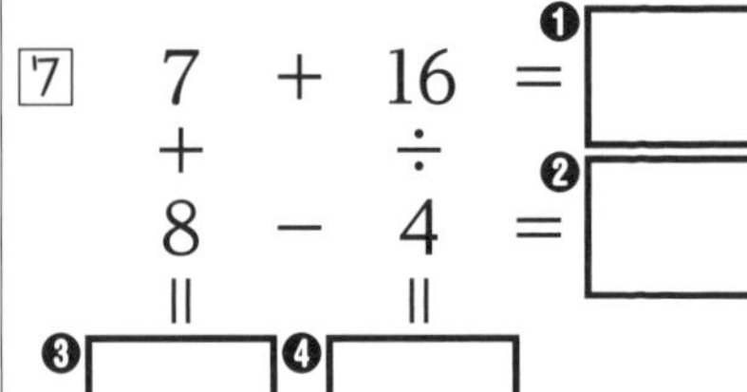

8

14	−	1	=	❶
÷		+		
2	×	5	=	❷
‖		‖		
❸		❹		

1日の答え ▶ 1 7　2 5　3 10　4 4　5 10　6 5　7 9　8 54　9 7　10 9
11 15　12 4　13 8　14 1　15 3　16 4　17 8　18 3　19 8　20 6

4日 3つの数の計算

月　日

得点　／20

次の計算をしましょう。

1. $9 + 8 + 1 =$ □
2. $10 + 5 - 4 =$ □
3. $3 + 6 - 7 =$ □
4. $13 + 2 - 8 =$ □
5. $27 - 5 + 3 =$ □
6. $2 + 9 + 1 =$ □
7. $1 + 4 + 3 =$ □
8. $7 - 2 + 3 =$ □
9. $4 + 5 + 7 =$ □
10. $8 + 1 - 3 =$ □
11. $2 + 3 + 1 =$ □
12. $6 - 4 + 2 =$ □
13. $12 - 5 + 6 =$ □
14. $5 + 7 - 4 =$ □
15. $4 + 9 + 1 =$ □
16. $5 + 9 - 1 =$ □
17. $18 - 2 + 5 =$ □
18. $3 + 3 + 2 =$ □
19. $11 + 7 - 4 =$ □
20. $1 + 3 + 7 =$ □

2日の答え ▶ 1 6　2 48　3 5　4 15　5 2　6 9　7 2　8 25　9 4　10 9
11 42　12 15　13 24　14 6　15 8　16 2　17 27　18 10　19 8　20 5

5日 マスの数

月　日

得点　／13

マスの数をエリアごとに計算して、マスの数の合計を出しましょう。

1

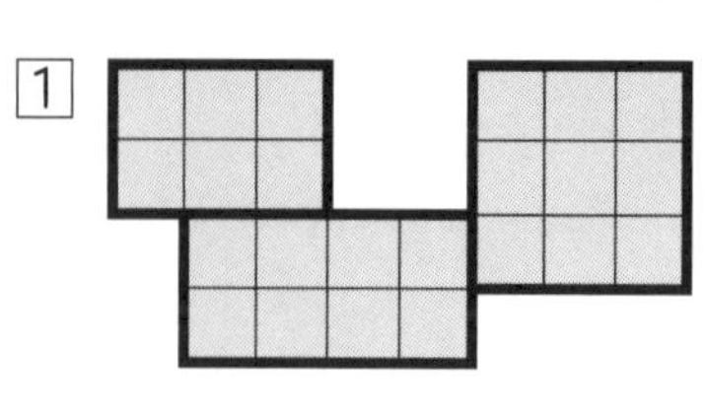

＿＿ × ＿＿ ＝（　　）個
＋
＿＿ × ＿＿ ＝（　　）個
＋
＿＿ × ＿＿ ＝（　　）個
＝

●マスの数の合計 ［　　］個

2

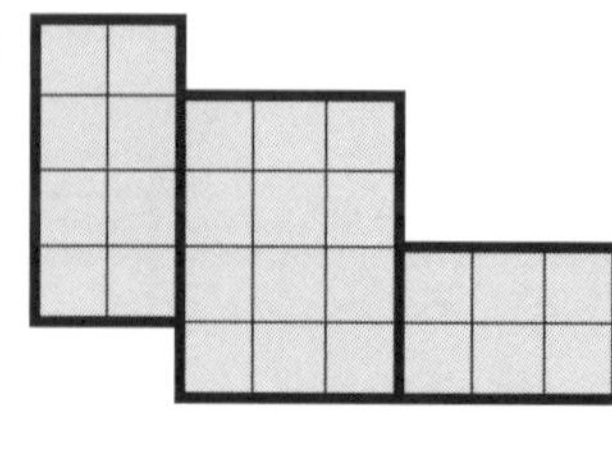

＿＿ × ＿＿ ＝（　　）個
＋
＿＿ × ＿＿ ＝（　　）個
＋
＿＿ × ＿＿ ＝（　　）個
＝

●マスの数の合計 ［　　］個

3

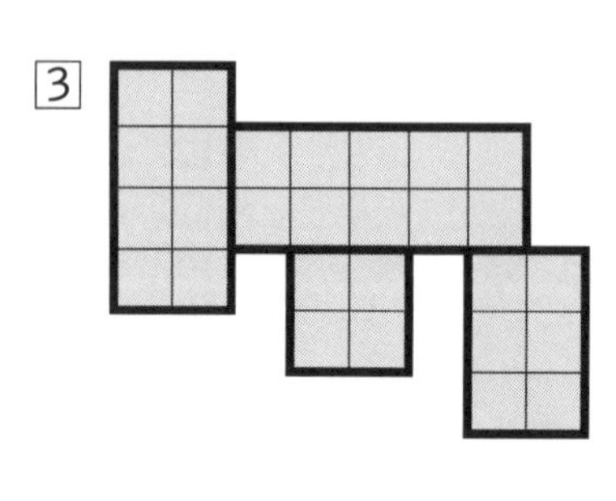

＿＿ × ＿＿ ＝（　　）個
＋
＿＿ × ＿＿ ＝（　　）個
＋
＿＿ × ＿＿ ＝（　　）個
＋
＿＿ × ＿＿ ＝（　　）個
＝

●マスの数の合計 ［　　］個

3日の答え ▶ 1 ❶9 ❷1 ❸5 ❹7　2 ❶14 ❷9 ❸10 ❹3　3 ❶4 ❷1 ❸3 ❹11　4 ❶4 ❷5 ❸19 ❹16　5 ❶1 ❷4 ❸15 ❹30　6 ❶20 ❷6 ❸3 ❹9　7 ❶23 ❷4 ❸15 ❹4　8 ❶13 ❷10 ❸7 ❹6

6日 3つの穴あき計算

月　日

得点　／30

3つの式の答えが同じになるように、□にあてはまる数を書きましょう。
（例：①は 5×2＝15－□で 5×2＝□＋8 です）

① $5 \times 2 =$ ❶□ $= 15 -$ ❷□ $=$ ❸□ $+ 8$

② $3 + 5 =$ ❶□ $= 24 \div$ ❷□ $=$ ❸□ $+ 2$

③ $11 - 9 =$ ❶□ $= 8 \div$ ❷□ $=$ ❸□ $- 5$

④ $12 \div 2 =$ ❶□ $= 2 +$ ❷□ $=$ ❸□ $+ 3$

⑤ $18 \div 2 =$ ❶□ $= 15 -$ ❷□ $=$ ❸□ $+ 4$

⑥ $14 - 8 =$ ❶□ $= 3 \times$ ❷□ $=$ ❸□ $+ 1$

⑦ $12 \div 3 =$ ❶□ $= 2 \times$ ❷□ $=$ ❸□ $+ 3$

⑧ $1 + 8 =$ ❶□ $= 12 -$ ❷□ $=$ ❸□ $+ 6$

⑨ $3 \times 6 =$ ❶□ $= 9 +$ ❷□ $=$ ❸□ $+ 7$

⑩ $3 \times 3 =$ ❶□ $= 14 -$ ❷□ $=$ ❸□ $+ 2$

4日の答え ▶ ① 18　② 11　③ 2　④ 7　⑤ 25　⑥ 12　⑦ 8　⑧ 8　⑨ 16　⑩ 6
⑪ 6　⑫ 4　⑬ 13　⑭ 8　⑮ 14　⑯ 13　⑰ 21　⑱ 8　⑲ 14　⑳ 11

7日 リレー計算

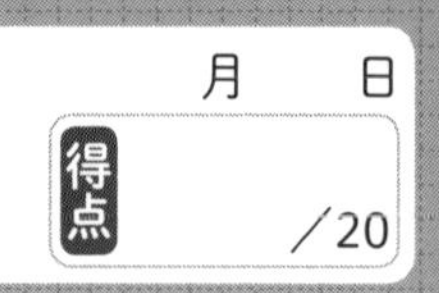

線でつながった2マスには同じ数が入ります。マスに答えを書きましょう。

1
$13 - \square = 7$
$\square + 3 = \square$

2
$5 + \square = 26$
$\square \div 7 = \square$

3
$8 - \square = 5$
$\square - 2 = \square$

4
$2 + \square = 8$
$\square \times 4 = \square$

5
$12 + \square = 20$
$\square - 7 = \square$

6
$1 + 1 = \square$
$\square \times 4 = \square$

7
$9 + 3 = \square$
$\square \div 6 = \square$

8
$28 - 4 = \square$
$\square \div 3 = \square$

9
$9 - 5 = \square$
$\square - 3 = \square$

10
$2 \times 2 = \square$
$\square \times 4 = \square$

5日の答え ▶ 1 2×3＝6、2×4＝8、3×3＝9、23　2 4×2＝8、4×3＝12、2×3＝6、26　3 4×2＝8、2×5＝10、2×2＝4、3×2＝6、28

8日 2つの数と3つの数の計算

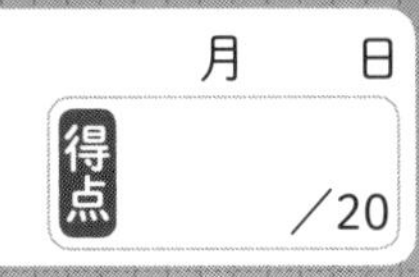

次の計算をしましょう。

1. $11 - 9 =$ □
2. $8 - 1 - 6 =$ □
3. $4 \times 7 =$ □
4. $26 - 2 - 1 =$ □
5. $12 - 8 =$ □
6. $10 + 3 + 2 =$ □
7. $9 - 4 - 3 =$ □
8. $5 \times 6 =$ □
9. $19 + 9 =$ □
10. $17 + 2 - 9 =$ □
11. $63 \div 9 =$ □
12. $2 + 4 - 5 =$ □
13. $9 \times 4 =$ □
14. $17 + 6 =$ □
15. $7 + 7 - 9 =$ □
16. $5 \times 2 =$ □
17. $13 - 5 =$ □
18. $18 \div 3 =$ □
19. $23 - 1 + 7 =$ □
20. $5 + 9 - 8 =$ □

6日の答え▶ 1 ❶10 ❷5 ❸2 2 ❶8 ❷3 ❸6 3 ❶2 ❷4 ❸7 4 ❶6 ❷4 ❸3 5 ❶9 ❷6 ❸5 6 ❶6 ❷2 ❸5 7 ❶4 ❷2 ❸1 8 ❶9 ❷3 ❸3 9 ❶18 ❷9 ❸11 10 ❶9 ❷5 ❸7

9日 1つの穴あき計算

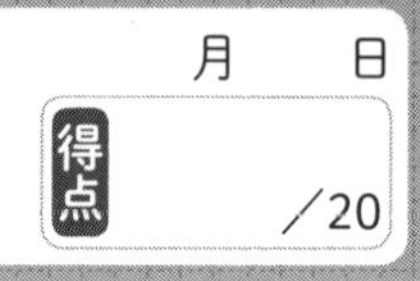

□にあてはまる数を書きましょう。

1. $3 \times \square = 24$
2. $\square + 3 = 17$
3. $\square \times 7 = 49$
4. $36 \div \square = 6$
5. $32 \div \square = 8$
6. $\square - 6 = 5$
7. $5 + \square = 9$
8. $\square + 6 = 14$
9. $\square \times 2 = 16$
10. $7 + \square = 10$
11. $\square \div 9 = 8$
12. $\square \times 8 = 48$
13. $\square - 5 = 2$
14. $8 - \square = 2$
15. $5 \times \square = 45$
16. $1 + \square = 4$
17. $4 \times \square = 28$
18. $\square + 8 = 20$
19. $7 - \square = 3$
20. $12 \div \square = 2$

7日の答え（上、下の順）
1 6、9　2 21、3　3 3、1　4 6、24　5 8、1
6 2、8　7 12、2　8 24、8　9 4、1　10 4、16

10日 ツリーたし算

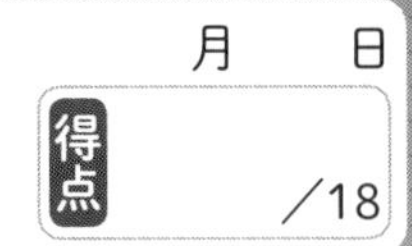

線でつながったマスをたし算します。□に合う数を書きましょう。

1 6 3 4 → (3＋4) → (6＋□) → □

【解き方】
3＋4の答え

2 6 3 5 → (6＋3) → (□＋5) → (□＋8) → □

3 2 4 9 → (2＋4)(4＋9) → (□＋□) → (□＋6) → □

4 □ 7 2 → 12, (7＋2) → (12＋□) → □

5 8 1 □ → (1＋□) → (8＋□) → (6＋□) → 19

6 □ 2 □ → 10 → (10＋□) → (2＋□) → 17

8日の答え ▶ 1 2 2 1 3 28 4 23 5 4 6 15 7 2 8 30 9 28 10 10
11 7 12 1 13 36 14 23 15 5 16 10 17 8 18 6 19 29 20 6

11日 2つの数と3つの数の計算

月　日

得点　／20

次の計算をしましょう。

1 $5 \times 6 =$ □

2 $11 + 8 + 2 =$ □

3 $17 - 6 - 4 =$ □

4 $7 \times 5 =$ □

5 $21 \div 7 =$ □

6 $2 + 1 + 6 =$ □

7 $6 - 1 - 1 =$ □

8 $24 \div 3 =$ □

9 $8 \times 7 =$ □

10 $63 \div 7 =$ □

11 $8 \times 5 =$ □

12 $4 + 9 - 3 =$ □

13 $4 + 5 + 3 =$ □

14 $11 - 6 =$ □

15 $28 - 7 + 2 =$ □

16 $3 + 7 - 4 =$ □

17 $16 - 5 - 4 =$ □

18 $27 \div 3 =$ □

19 $8 \div 4 =$ □

20 $5 + 2 - 6 =$ □

9日の答え ▶ 1 8　2 14　3 7　4 6　5 4　6 11　7 4　8 8　9 8　10 3
11 72　12 6　13 7　14 6　15 9　16 3　17 7　18 12　19 4　20 6

12日 1つの穴あき計算

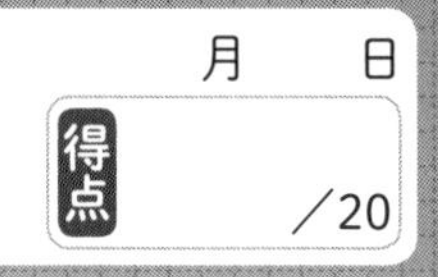

□にあてはまる数を書きましょう。

1 $\square \times 3 = 9$

2 $\square \div 2 = 8$

3 $9 + \square = 11$

4 $20 \div \square = 5$

5 $9 - \square = 7$

6 $\square \times 5 = 25$

7 $\square + 9 = 10$

8 $\square \div 2 = 2$

9 $16 - \square = 9$

10 $8 - \square = 0$

11 $\square + 5 = 8$

12 $\square \div 3 = 5$

13 $10 - \square = 6$

14 $5 + \square = 14$

15 $\square \div 7 = 8$

16 $\square \div 8 = 8$

17 $6 + \square = 9$

18 $\square \times 6 = 54$

19 $2 + \square = 6$

20 $\square - 5 = 1$

10日の答え ▶ 1 7、13　2 9、14、22　3 6、13、19、25
4 5、9、21　5 4、5、13　6 8、5、15
上→下、左→右の順

13日 3つの数の計算

月　日

得点　／20

次の計算をしましょう。

1. 5 + 7 + 5 = □
2. 8 − 5 − 1 = □
3. 10 + 8 − 3 = □
4. 2 + 8 − 5 = □
5. 7 − 4 + 5 = □
6. 8 − 5 + 3 = □
7. 12 − 6 − 5 = □
8. 14 + 9 − 1 = □
9. 1 + 4 + 9 = □
10. 11 − 9 + 3 = □
11. 6 + 6 + 7 = □
12. 3 + 7 + 2 = □
13. 19 − 1 + 4 = □
14. 18 − 4 − 5 = □
15. 1 + 5 + 7 = □
16. 6 + 3 + 5 = □
17. 24 − 8 − 5 = □
18. 2 + 3 − 2 = □
19. 6 + 2 − 4 = □
20. 9 − 3 + 8 = □

11日の答え ▶ 1 30　2 21　3 7　4 35　5 3　6 9　7 4　8 8　9 56　10 9
11 40　12 10　13 12　14 5　15 23　16 6　17 7　18 9　19 2　20 1

14日 リレー計算

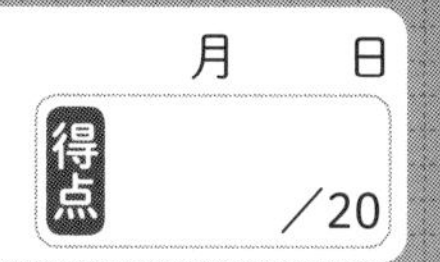

線でつながった2マスには同じ数が入ります。マスに答えを書きましょう。

1
$6 - \square = 4$
$9 \times \square = \square$

2
$3 + \square = 24$
$27 - \square = \square$

3
$11 + \square = 16$
$9 - \square = \square$

4
$5 + \square = 8$
$2 \times \square = \square$

5
$8 + \square = 12$
$24 \div \square = \square$

6
$7 - 2 = \square$
$5 \times \square = \square$

7
$9 - 6 = \square$
$9 \div \square = \square$

8
$5 - 1 = \square$
$8 \times \square = \square$

9
$16 - 9 = \square$
$35 \div \square = \square$

10
$9 + 8 = \square$
$4 + \square = \square$

12日の答え ▶ 1 3　2 16　3 2　4 4　5 2　6 5　7 1　8 4　9 7　10 8
11 3　12 15　13 4　14 9　15 56　16 64　17 3　18 9　19 4　20 6

15日 ご石の数

月　日

得点　／12

①ご石全体の数→②白のご石の数→③黒のご石の数の順に計算しましょう。

1

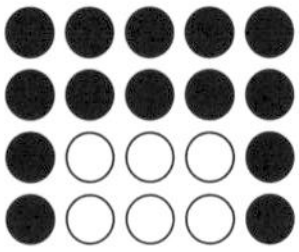

①ご石全体　＿＿ × ＿＿ ＝（　　）個

②白のご石　＿＿ × ＿＿ ＝（　　）個

③黒のご石　全体の数（　　）－白の数（　　）＝□個

2

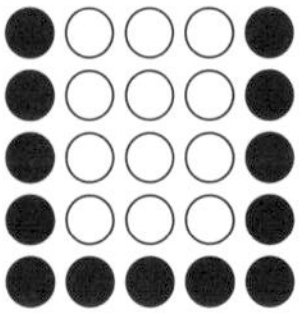

①ご石全体　＿＿ × ＿＿ ＝（　　）個

②白のご石　＿＿ × ＿＿ ＝（　　）個

③黒のご石　全体の数（　　）－白の数（　　）＝□個

3

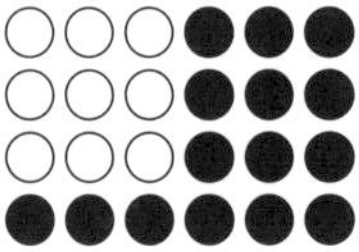

①ご石全体　＿＿ × ＿＿ ＝（　　）個

②白のご石　＿＿ × ＿＿ ＝（　　）個

③黒のご石　全体の数（　　）－白の数（　　）＝□個

4

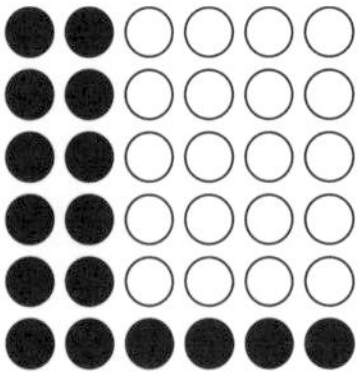

①ご石全体　＿＿ × ＿＿ ＝（　　）個

②白のご石　＿＿ × ＿＿ ＝（　　）個

③黒のご石　全体の数（　　）－白の数（　　）＝□個

13日の答え ▶ 1 17　2 2　3 15　4 5　5 8　6 6　7 1　8 22　9 14　10 5　11 19　12 12　13 22　14 9　15 13　16 14　17 11　18 3　19 4　20 14

16日	2つの数の計算	月　日　得点　／20

次の計算をしましょう。

1 $6 \times 3 =$ □

2 $9 \times 2 =$ □

3 $14 + 9 =$ □

4 $8 \div 2 =$ □

5 $7 \times 7 =$ □

6 $3 \times 5 =$ □

7 $15 - 9 =$ □

8 $10 - 9 =$ □

9 $7 + 8 =$ □

10 $36 \div 4 =$ □

11 $17 - 8 =$ □

12 $14 - 5 =$ □

13 $13 + 1 =$ □

14 $12 \div 4 =$ □

15 $14 \div 7 =$ □

16 $9 - 1 =$ □

17 $9 \div 3 =$ □

18 $8 - 3 =$ □

19 $9 \times 7 =$ □

20 $2 + 5 =$ □

14日の答え ▶ 上、下の順
1 2、18　2 21、6　3 5、4　4 3、6　5 4、6
6 5、25　7 3、3　8 4、32　9 7、5　10 17、21

17日 リレー計算

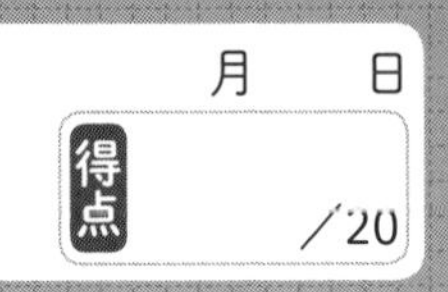

線でつながった2マスには同じ数が入ります。マスに答えを書きましょう。

1 $15 + \square = 21$
$\square - 1 = \square$

2 $1 + \square = 9$
$\square \div 4 = \square$

3 $11 - \square = 4$
$\square - 2 = \square$

4 $3 - \square = 1$
$\square \times 9 = \square$

5 $28 - \square = 12$
$\square + 6 = \square$

6 $8 - 3 = \square$
$\square \times 4 = \square$

7 $21 + 6 = \square$
$\square \div 3 = \square$

8 $5 - 1 = \square$
$\square + 3 = \square$

9 $6 + 4 = \square$
$\square \div 2 = \square$

10 $2 + 3 = \square$
$\square \times 5 = \square$

15日の答え ▶ 1 ① $4 \times 5 = 20$ ② $2 \times 3 = 6$ ③ $20 - 6 = 14$ 2 ① $5 \times 5 = 25$ ② $4 \times 3 = 12$ ③ $25 - 12 = 13$ 3 ① $4 \times 6 = 24$ ② $3 \times 3 = 9$ ③ $24 - 9 = 15$ 4 ① $6 \times 6 = 36$ ② $5 \times 4 = 20$ ③ $36 - 20 = 16$

18日 3つの穴あき計算

解き方は13ページ。

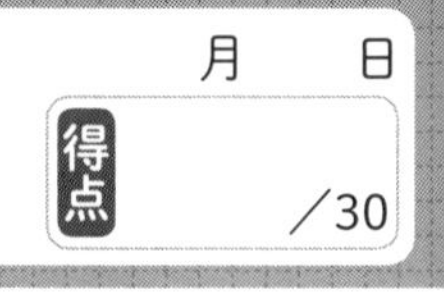

3つの式の答えが同じになるように、□にあてはまる数を書きましょう。

1. $9+5=$ ❶□ $=7\times$ ❷□ $=$ ❸□ $+6$
2. $3\times 6=$ ❶□ $=2\times$ ❷□ $=$ ❸□ $+9$
3. $16\div 4=$ ❶□ $=14-$ ❷□ $=$ ❸□ $\times 2$
4. $2\times 3=$ ❶□ $=18\div$ ❷□ $=$ ❸□ $+4$
5. $13-8=$ ❶□ $=10\div$ ❷□ $=$ ❸□ $+3$
6. $11-2=$ ❶□ $=15-$ ❷□ $=$ ❸□ $+2$
7. $3+4=$ ❶□ $=28\div$ ❷□ $=$ ❸□ $+5$
8. $6+2=$ ❶□ $=12-$ ❷□ $=$ ❸□ $\times 4$
9. $9\div 3=$ ❶□ $=24\div$ ❷□ $=$ ❸□ -1
10. $6+4=$ ❶□ $=16-$ ❷□ $=$ ❸□ $+2$

16日の答え ▶ 1 18　2 18　3 23　4 4　5 49　6 15　7 6　8 1　9 15　10 9
11 9　12 9　13 14　14 3　15 2　16 8　17 3　18 5　19 63　20 7

19日 3つの数の計算

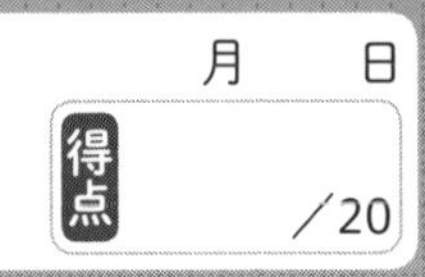

次の計算をしましょう。

1 $4 + 6 - 2 =$ □

2 $3 + 3 + 4 =$ □

3 $13 - 4 + 9 =$ □

4 $6 - 2 + 1 =$ □

5 $22 + 2 + 5 =$ □

6 $7 + 1 - 7 =$ □

7 $15 - 3 - 9 =$ □

8 $1 + 5 + 1 =$ □

9 $6 + 2 - 7 =$ □

10 $5 + 8 + 5 =$ □

11 $9 - 1 - 1 =$ □

12 $6 + 5 + 5 =$ □

13 $3 + 6 + 8 =$ □

14 $13 - 2 - 9 =$ □

15 $1 + 1 + 9 =$ □

16 $18 - 2 + 5 =$ □

17 $4 + 6 - 5 =$ □

18 $9 - 3 - 5 =$ □

19 $25 - 4 + 7 =$ □

20 $8 - 2 - 1 =$ □

17日の答え ▶ 上、下の順
1 6、5　2 8、2　3 7、5　4 2、18　5 16、22
6 5、20　7 27、9　8 4、7　9 10、5　10 5、25

20日 マスの数

月　　日

得点　　／13

マスの数をエリアごとに計算して、マスの数の合計を出しましょう。

1

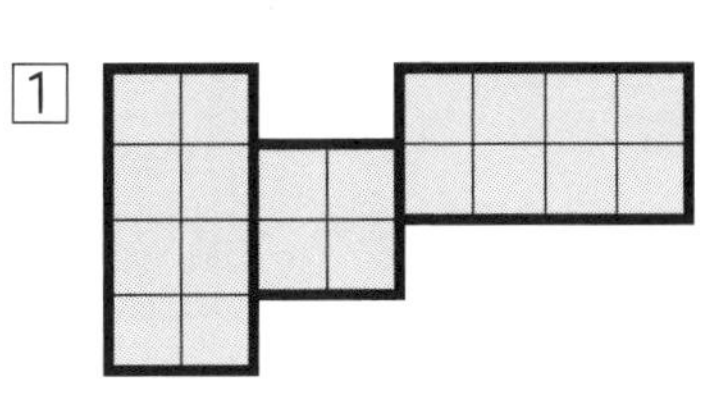

＿＿＿ × ＿＿＿ ＝（　　　）個
＋
＿＿＿ × ＿＿＿ ＝（　　　）個
＋
＿＿＿ × ＿＿＿ ＝（　　　）個
＝

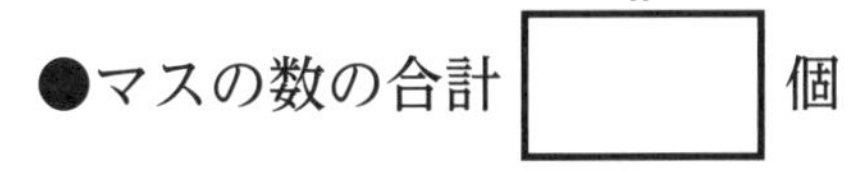

●マスの数の合計 □ 個

2

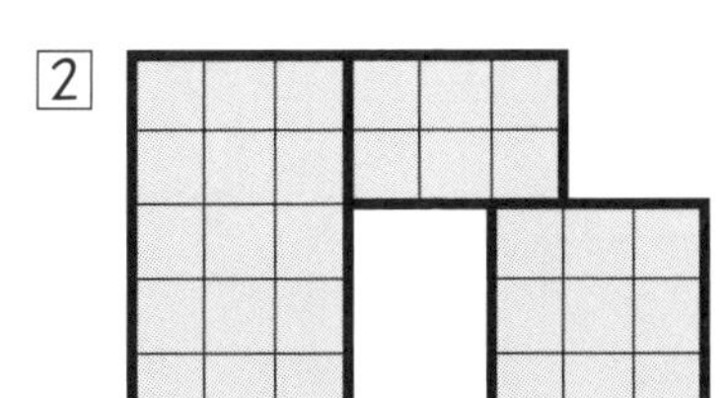

＿＿＿ × ＿＿＿ ＝（　　　）個
＋
＿＿＿ × ＿＿＿ ＝（　　　）個
＋
＿＿＿ × ＿＿＿ ＝（　　　）個
＝
●マスの数の合計 □ 個

3

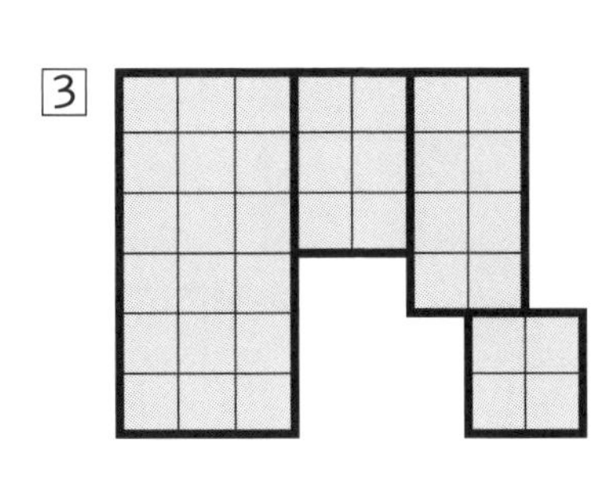

＿＿＿ × ＿＿＿ ＝（　　　）個
＋
＿＿＿ × ＿＿＿ ＝（　　　）個
＋
＿＿＿ × ＿＿＿ ＝（　　　）個
＋
＿＿＿ × ＿＿＿ ＝（　　　）個
＝
●マスの数の合計 □ 個

18日の答え▶ 1 ❶14 ❷2 ❸8　2 ❶18 ❷9 ❸9　3 ❶4 ❷10 ❸2　4 ❶6 ❷3 ❸2　5 ❶5 ❷2 ❸2　6 ❶9 ❷6 ❸7　7 ❶7 ❷4 ❸2　8 ❶8 ❷4 ❸2　9 ❶3 ❷8 ❸4　10 ❶10 ❷6 ❸8

21日 タテヨコ計算

月　日

得点　／32

タテとヨコ、それぞれの計算式を解きましょう。

1

5	+	7	=	❶
×		×		
3	+	2	=	❷
=		=		
❸		❹		

2

11	+	7	=	❶
−		−		
9	÷	3	=	❷
=		=		
❸		❹		

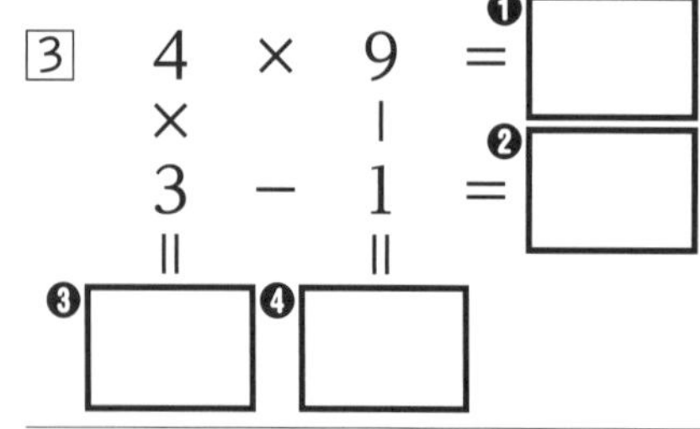

4

8	÷	2	=	❶
×		×		
3	+	3	=	❷
=		=		
❸		❹		

5

15	−	7	=	❶
−		+		
6	×	2	=	❷
=		=		
❸		❹		

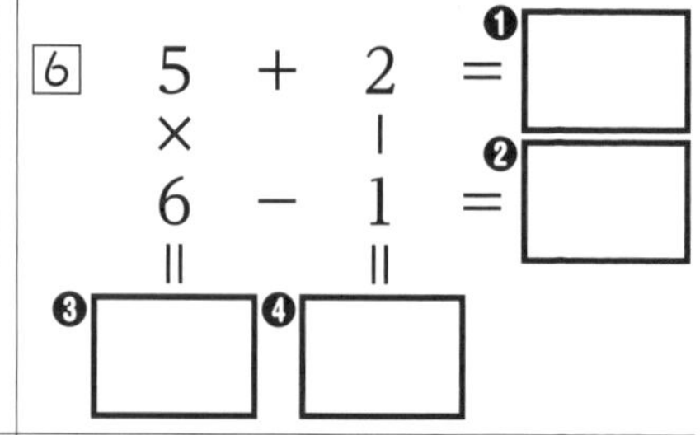

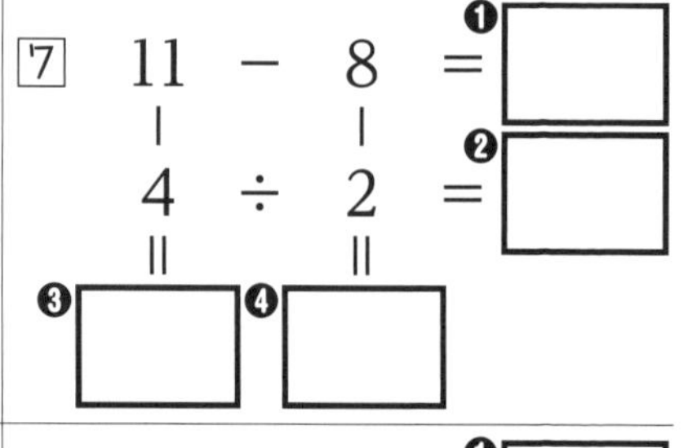

8

13	+	6	=	❶
−		+		
5	×	1	=	❷
=		=		
❸		❹		

19日の答え ▶ 1 8　2 10　3 18　4 5　5 29　6 1　7 3　8 7　9 1　10 18　11 7　12 16　13 17　14 2　15 11　16 21　17 5　18 1　19 28　20 5

22日 2つの数の計算

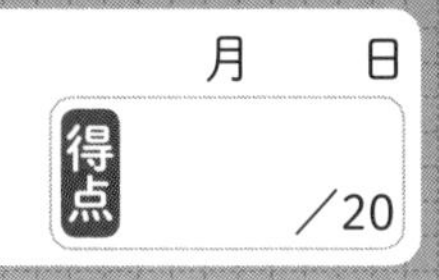

次の計算をしましょう。

1. $40 \div 5 =$ □
2. $7 \times 6 =$ □
3. $11 - 2 =$ □
4. $9 \times 3 =$ □
5. $13 - 4 =$ □
6. $12 - 8 =$ □
7. $21 \div 7 =$ □
8. $16 + 2 =$ □
9. $6 \times 6 =$ □
10. $6 - 4 =$ □
11. $18 - 5 =$ □
12. $5 \times 9 =$ □
13. $7 + 9 =$ □
14. $18 \div 3 =$ □
15. $1 + 3 =$ □
16. $3 + 6 =$ □
17. $3 - 2 =$ □
18. $8 - 3 =$ □
19. $4 \times 7 =$ □
20. $8 \times 9 =$ □

20日の答え ▶ 1 4×2＝8、2×2＝4、2×4＝8、20　2 5×3＝15、2×3＝6、3×3＝9、30　3 6×3＝18、3×2＝6、4×2＝8、2×2＝4、36

23日 1つの穴あき計算

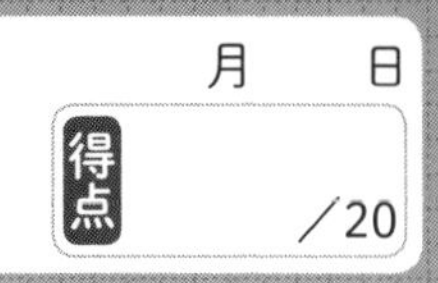

□にあてはまる数を書きましょう。

1 □ − 4 ＝ 11

2 24 ÷ □ ＝ 3

3 □ − 2 ＝ 6

4 □ ＋ 8 ＝ 16

5 14 − □ ＝ 12

6 8 × □ ＝ 48

7 □ ＋ 5 ＝ 13

8 3 × □ ＝ 12

9 □ ÷ 6 ＝ 5

10 □ − 1 ＝ 6

11 □ − 6 ＝ 3

12 7 ＋ □ ＝ 14

13 □ − 4 ＝ 2

14 28 ÷ □ ＝ 4

15 24 ÷ □ ＝ 6

16 4 − □ ＝ 3

17 □ × 9 ＝ 72

18 19 ＋ □ ＝ 26

19 □ ÷ 5 ＝ 7

20 □ ÷ 4 ＝ 8

21日の答え ▶ 1 ❶12 ❷5 ❸15 ❹14　2 ❶18 ❷3 ❸2 ❹4　3 ❶36 ❷2 ❸12 ❹8　4 ❶4 ❷6 ❸24 ❹6　5 ❶8 ❷12 ❸9 ❹9　6 ❶7 ❷5 ❸30 ❹1　7 ❶3 ❷2 ❸7 ❹6　8 ❶19 ❷5 ❸8 ❹7

24日 3つの数の計算

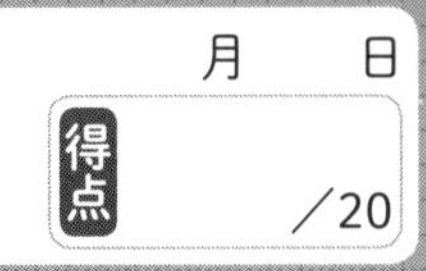

次の計算をしましょう。

1. $6 - 1 - 2 =$ □
2. $3 + 2 - 4 =$ □
3. $21 - 9 + 5 =$ □
4. $1 + 7 + 7 =$ □
5. $8 - 1 + 4 =$ □
6. $6 + 7 - 1 =$ □
7. $15 + 3 + 4 =$ □
8. $10 - 8 + 2 =$ □
9. $12 - 6 + 3 =$ □
10. $7 - 5 + 4 =$ □
11. $9 - 8 + 3 =$ □
12. $2 + 4 + 9 =$ □
13. $13 + 1 + 1 =$ □
14. $4 + 6 - 8 =$ □
15. $24 - 1 + 6 =$ □
16. $18 - 8 - 4 =$ □
17. $6 + 8 - 9 =$ □
18. $3 + 5 - 6 =$ □
19. $9 - 2 - 2 =$ □
20. $15 - 1 - 5 =$ □

22日の答え ▶ 1 8　2 42　3 9　4 27　5 9　6 4　7 3　8 18　9 36　10 2
11 13　12 45　13 16　14 6　15 4　16 9　17 1　18 5　19 28　20 72

25日

ツリーたし算

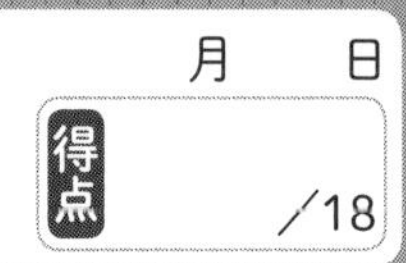

線でつながったマスをたし算します。□に合う数を書きましょう。

1 3 5 9

【解き方】
3＋5の答え

2 9 7 8 4

3 8 1 6 7

4 12 4 18

5 7 5 2 16

6 9 16 19 25

23日の答え ▶ 1 15 2 8 3 8 4 8 5 2 6 6 7 8 8 4 9 30 10 7
11 9 12 7 13 6 14 7 15 4 16 1 17 8 18 7 19 35 20 32

26日 リレー計算

月　日　得点　／20

線でつながった2マスには同じ数が入ります。マスに答えを書きましょう。

1 $11 + \square = 15$
$\square + 3 = \square$

2 $9 + \square = 14$
$\square - 2 = \square$

3 $19 - \square = 17$
$\square \times 6 = \square$

4 $7 + \square = 13$
$\square \div 3 = \square$

5 $25 - \square = 18$
$\square + 1 = \square$

6 $6 - 3 = \square$
$\square \times 7 = \square$

7 $16 + 8 = \square$
$\square \div 8 = \square$

8 $5 + 3 = \square$
$\square \div 4 = \square$

9 $8 + 5 = \square$
$\square - 4 = \square$

10 $1 + 5 = \square$
$\square \times 4 = \square$

24日の答え
1 3　2 1　3 17　4 15　5 11　6 12　7 22　8 4　9 9　10 6
11 4　12 15　13 15　14 2　15 29　16 6　17 5　18 2　19 5　20 9

27日 2つの数と3つの数の計算

月　日

得点　／20

次の計算をしましょう。

1. $8 \div 8 = \square$
2. $2 \times 6 = \square$
3. $11 - 1 - 5 = \square$
4. $18 - 5 = \square$
5. $5 + 7 - 9 = \square$
6. $1 + 8 - 2 = \square$
7. $16 + 3 + 1 = \square$
8. $14 \div 7 = \square$
9. $6 \times 4 = \square$
10. $9 - 2 = \square$
11. $5 + 7 - 3 = \square$
12. $22 - 1 + 7 = \square$
13. $7 \times 5 = \square$
14. $3 + 5 + 6 = \square$
15. $8 + 1 - 3 = \square$
16. $6 \times 6 = \square$
17. $5 \times 4 = \square$
18. $4 + 8 - 7 = \square$
19. $25 \div 5 = \square$
20. $20 - 8 - 2 = \square$

25日の答え ▶ 1 8、14、22　2 15、24、28　3 9、7、16、23　4 2、6　5 12、14、2　6 3、7、6

上→下、左→右の順

28日 1つの穴あき計算

月　日

得点　／20

□にあてはまる数を書きましょう。

1 $\square - 4 = 3$

2 $10 - \square = 7$

3 $\square - 3 = 8$

4 $4 \times \square = 32$

5 $6 \times \square = 48$

6 $17 - \square = 8$

7 $\square \div 2 = 2$

8 $\square + 6 = 14$

9 $\square \div 9 = 9$

10 $5 - \square = 2$

11 $15 + \square = 21$

12 $2 \times \square = 18$

13 $13 - \square = 6$

14 $\square + 6 = 7$

15 $6 - \square = 1$

16 $\square - 7 = 5$

17 $\square \div 7 = 7$

18 $45 \div \square = 9$

19 $\square - 6 = 12$

20 $\square \div 3 = 3$

26日の答え　上、下の順
1 4、7　2 5、3　3 2、12　4 6、2　5 7、8
6 3、21　7 24、3　8 8、2　9 13、9　10 6、24

29日 3つの数の計算

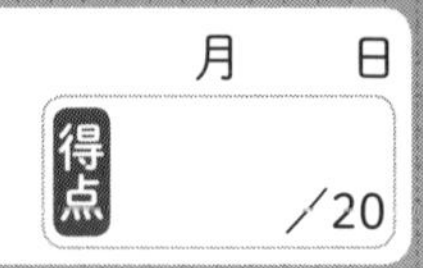

次の計算をしましょう。

1 $6 - 1 - 1 = \square$

2 $4 + 2 + 4 = \square$

3 $19 + 8 - 7 = \square$

4 $2 - 1 + 2 = \square$

5 $4 + 2 - 3 = \square$

6 $12 - 5 - 2 = \square$

7 $5 + 7 + 7 = \square$

8 $8 - 4 + 3 = \square$

9 $10 - 3 - 5 = \square$

10 $5 + 1 + 8 = \square$

11 $21 + 2 - 6 = \square$

12 $7 - 3 + 9 = \square$

13 $1 + 8 + 5 = \square$

14 $16 - 8 + 4 = \square$

15 $7 - 1 - 3 = \square$

16 $9 + 8 - 2 = \square$

17 $12 + 7 - 5 = \square$

18 $7 + 5 - 1 = \square$

19 $13 + 4 + 6 = \square$

20 $6 + 6 + 7 = \square$

27日の答え ▶ 1 1　2 12　3 5　4 13　5 3　6 7　7 20　8 2　9 24　10 7
11 9　12 28　13 35　14 14　15 6　16 36　17 20　18 5　19 5　20 10

30日 ご石の数

月　日

得点　／12

①ご石全体の数→②白のご石の数→③黒のご石の数の順に計算しましょう。

1

①ご石全体　＿＿ × ＿＿ ＝（　　）個

②白のご石　＿＿ × ＿＿ ＝（　　）個

③黒のご石　（全体の数　）－（白の数　）＝□個

2

①ご石全体　＿＿ × ＿＿ ＝（　　）個

②白のご石　＿＿ × ＿＿ ＝（　　）個

③黒のご石　（全体の数　）－（白の数　）＝□個

3

①ご石全体　＿＿ × ＿＿ ＝（　　）個

②白のご石　＿＿ × ＿＿ ＝（　　）個

③黒のご石　（全体の数　）－（白の数　）＝□個

4

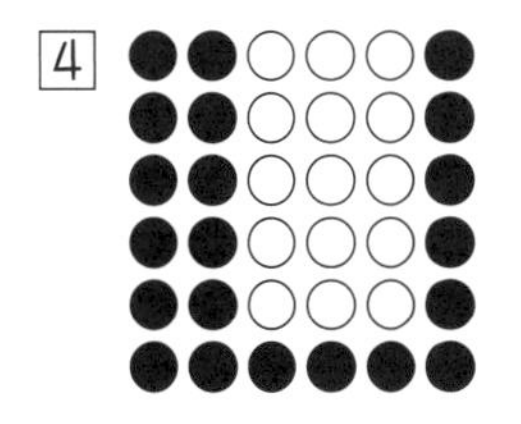

①ご石全体　＿＿ × ＿＿ ＝（　　）個

②白のご石　＿＿ × ＿＿ ＝（　　）個

③黒のご石　（全体の数　）－（白の数　）＝□個

28日の答え▶ 1 7　2 3　3 11　4 8　5 8　6 9　7 4　8 8　9 81　10 3
11 6　12 9　13 7　14 1　15 5　16 12　17 49　18 5　19 18　20 9

31日 2つの数と3つの数の計算

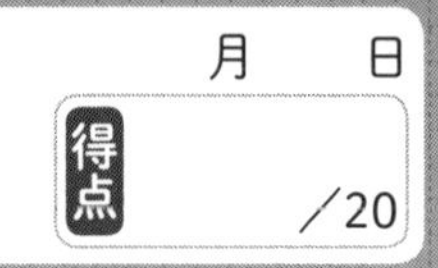

次の計算をしましょう。

1 $24 - 3 + 6 = \square$

2 $2 - 1 + 8 = \square$

3 $22 - 5 = \square$

4 $5 \times 6 = \square$

5 $18 \div 2 = \square$

6 $15 + 2 - 7 = \square$

7 $13 - 6 = \square$

8 $6 + 4 - 3 = \square$

9 $15 - 7 = \square$

10 $9 \times 6 = \square$

11 $9 - 4 + 6 = \square$

12 $1 + 7 - 1 = \square$

13 $19 - 1 + 5 = \square$

14 $7 \times 4 = \square$

15 $27 \div 9 = \square$

16 $5 \times 5 = \square$

17 $12 - 8 + 4 = \square$

18 $8 \times 8 = \square$

19 $5 - 4 + 6 = \square$

20 $13 + 6 = \square$

29日の答え ▶ 1 4 2 10 3 20 4 3 5 3 6 5 7 19 8 7 9 2 10 14
11 17 12 13 13 14 14 12 15 3 16 15 17 14 18 11 19 23 20 19

32日 1つの穴あき計算

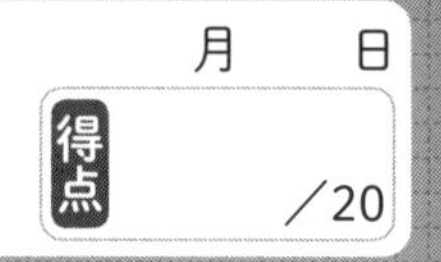

□にあてはまる数を書きましょう。

1 □ ÷ 8 = 3

2 14 − □ = 8

3 16 − □ = 9

4 □ × 4 = 32

5 16 ÷ □ = 8

6 10 − □ = 5

7 7 − □ = 1

8 6 × □ = 36

9 □ − 1 = 8

10 3 × □ = 21

11 81 ÷ □ = 9

12 □ − 4 = 5

13 □ ÷ 7 = 6

14 1 + □ = 2

15 7 − □ = 0

16 □ × 3 = 9

17 15 ÷ □ = 5

18 15 + □ = 23

19 12 − □ = 9

20 □ − 3 = 3

30日の答え ▶ 1 ① 5 × 5 = 25 ② 3 × 3 = 9 ③ 25 − 9 = 16 2 ① 4 × 6 = 24 ② 3 × 4 = 12 ③ 24 − 12 = 12 3 ① 5 × 6 = 30 ② 3 × 5 = 15 ③ 30 − 15 = 15 4 ① 6 × 6 = 36 ② 5 × 3 = 15 ③ 36 − 15 = 21

33日 2つの数の計算

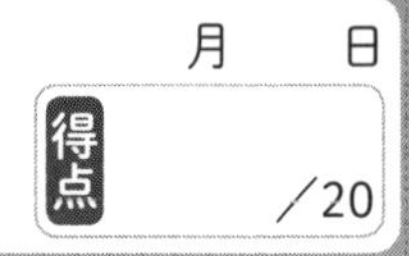

次の計算をしましょう。

1. $16 \div 2 =$ □
2. $8 - 4 =$ □
3. $7 \times 4 =$ □
4. $16 \div 4 =$ □
5. $7 - 2 =$ □
6. $8 - 1 =$ □
7. $15 + 7 =$ □
8. $6 \times 7 =$ □
9. $8 + 1 =$ □
10. $56 \div 7 =$ □
11. $6 - 3 =$ □
12. $12 - 9 =$ □
13. $40 \div 5 =$ □
14. $9 \times 8 =$ □
15. $8 \times 3 =$ □
16. $12 - 4 =$ □
17. $6 + 6 =$ □
18. $8 \times 6 =$ □
19. $35 \div 7 =$ □
20. $3 \times 2 =$ □

31日の答え ▶ 1 27　2 9　3 17　4 30　5 9　6 10　7 7　8 7　9 8　10 54　11 11　12 7　13 23　14 28　15 3　16 25　17 8　18 64　19 7　20 19

34日 タテヨコ計算

月　日

得点　／32

タテとヨコ、それぞれの計算式を解きましょう。

1　5 × 3 = ❶
　＋　　×
　9 − 4 = ❷
　＝　　＝
　❸　　❹

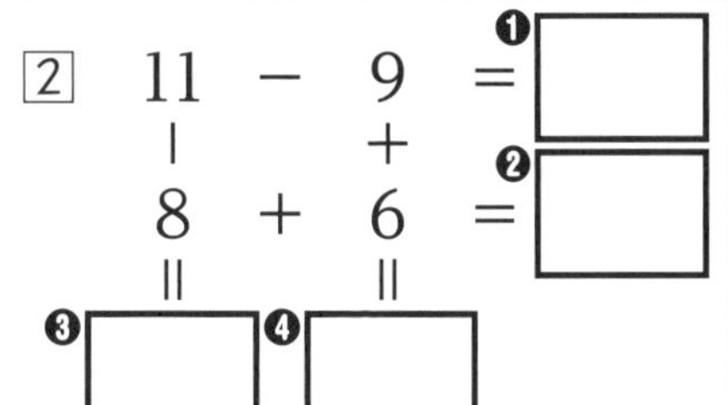

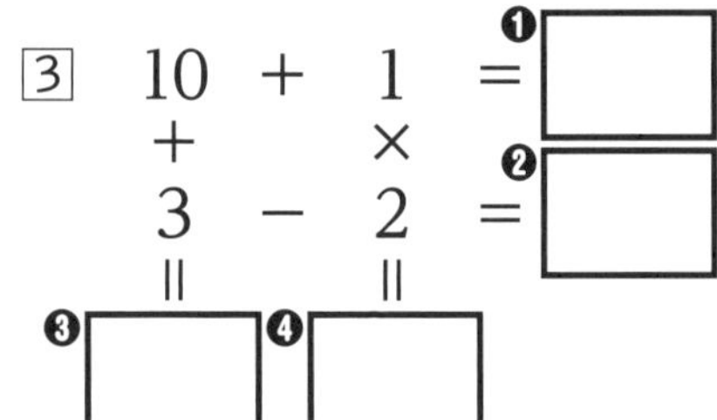

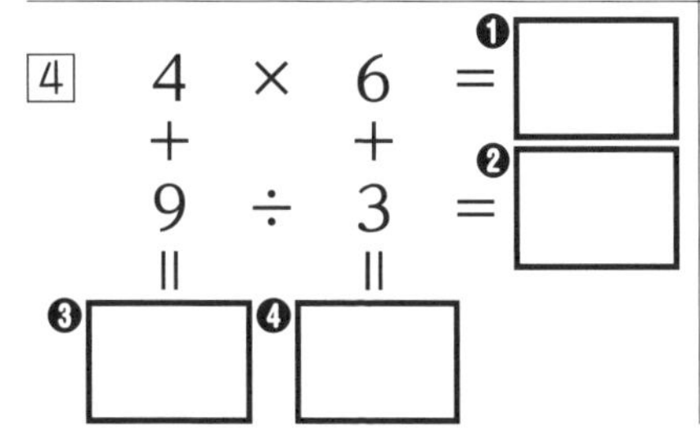

5　7 + 4 = ❶
　＋　　−
　8 ÷ 2 = ❷
　＝　　＝
　❸　　❹

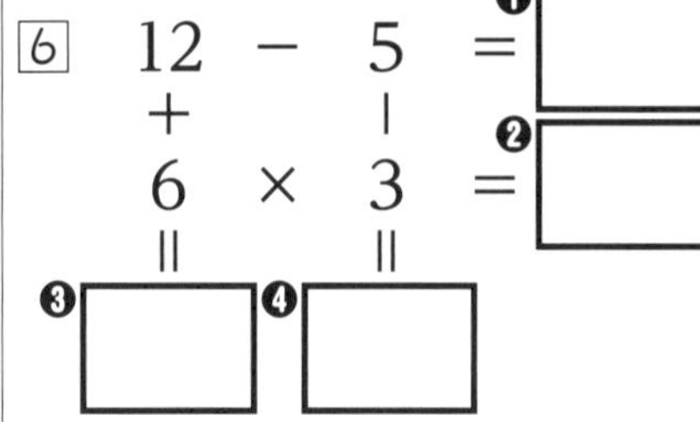

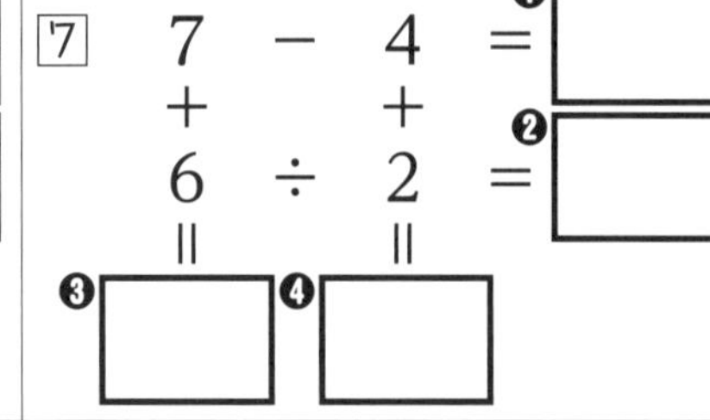

8　4 + 6 = ❶
　÷　　÷
　2 + 3 = ❷
　＝　　＝
　❸　　❹

32日の答え ▶ 1 24　2 6　3 7　4 8　5 2　6 5　7 6　8 6　9 9　10 7
11 9　12 9　13 42　14 1　15 7　16 3　17 3　18 8　19 3　20 6

35日 マスの数

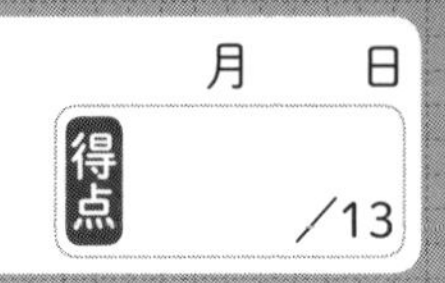

マスの数をエリアごとに計算して、マスの数の合計を出しましょう。

1

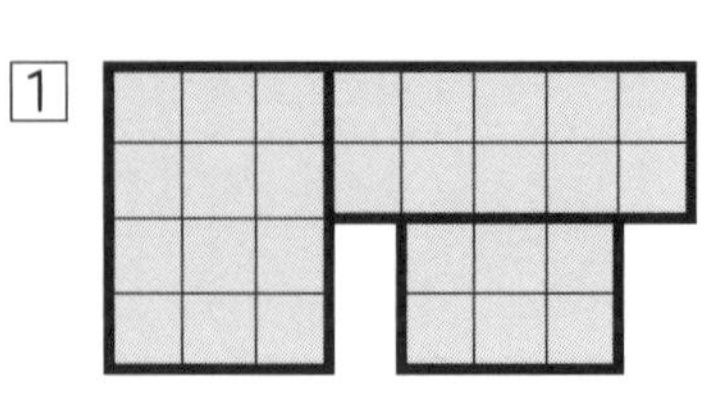

＿＿＿ × ＿＿＿ ＝（　　　）個
＋
＿＿＿ × ＿＿＿ ＝（　　　）個
＋
＿＿＿ × ＿＿＿ ＝（　　　）個
＝

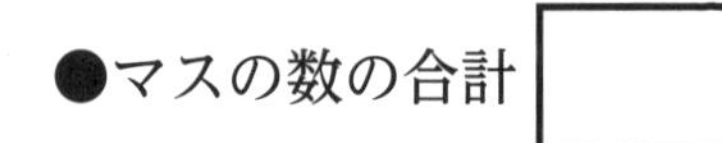

2

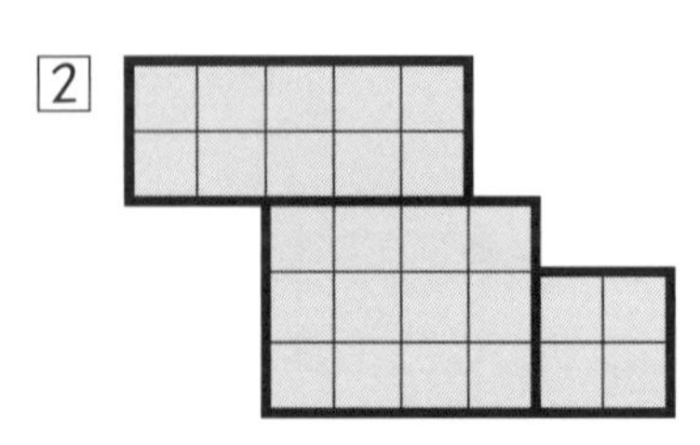

＿＿＿ × ＿＿＿ ＝（　　　）個
＋
＿＿＿ × ＿＿＿ ＝（　　　）個
＋
＿＿＿ × ＿＿＿ ＝（　　　）個
＝

●マスの数の合計 [　　] 個

3

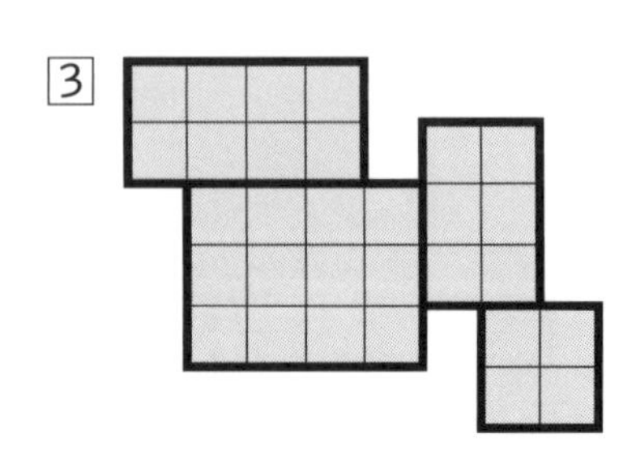

＿＿＿ × ＿＿＿ ＝（　　　）個
＋
＿＿＿ × ＿＿＿ ＝（　　　）個
＋
＿＿＿ × ＿＿＿ ＝（　　　）個
＋
＿＿＿ × ＿＿＿ ＝（　　　）個
＝

●マスの数の合計 [　　] 個

33日の答え ▶ 1 8　2 4　3 28　4 4　5 5　6 7　7 22　8 42　9 9　10 8
11 3　12 3　13 8　14 72　15 24　16 8　17 12　18 48　19 5　20 6

36日 2つの数と3つの数の計算

月　日

得点　／20

次の計算をしましょう。

1 $63 \div 9 =$ □

2 $3 \times 6 =$ □

3 $22 - 1 + 3 =$ □

4 $54 \div 9 =$ □

5 $14 + 4 - 2 =$ □

6 $3 + 8 - 4 =$ □

7 $49 \div 7 =$ □

8 $4 - 2 + 1 =$ □

9 $4 \times 8 =$ □

10 $7 \times 3 =$ □

11 $30 \div 6 =$ □

12 $13 - 9 - 3 =$ □

13 $6 \times 6 =$ □

14 $6 - 4 + 2 =$ □

15 $2 + 2 - 1 =$ □

16 $64 \div 8 =$ □

17 $11 + 5 + 7 =$ □

18 $15 + 5 =$ □

19 $8 + 1 - 9 =$ □

20 $5 \times 8 =$ □

34日の答え ▶ 1 ❶15 ❷5 ❸14 ❹12　2 ❶2 ❷14 ❸3 ❹15　3 ❶11 ❷1 ❸13 ❹2　4 ❶24 ❷3 ❸13 ❹9　5 ❶11 ❷4 ❸15 ❹2　6 ❶7 ❷18 ❸18 ❹2　7 ❶3 ❷3 ❸13 ❹6　8 ❶10 ❷5 ❸2 ❹2

37日 リレー計算

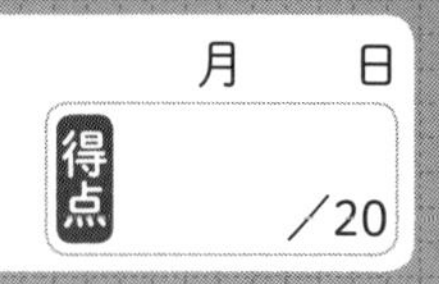

線でつながった2マスには同じ数が入ります。マスに答えを書きましょう。

1 40 ÷ □ = 5
4 × □ = □

2 11 + □ = 20
54 ÷ □ = □

3 9 + □ = 14
10 − □ = □

4 1 − □ = 0
3 + □ = □

5 5 + □ = 21
16 ÷ □ = □

6 5 − 3 = □
□ × 7 = □

7 5 + 4 = □
□ − 1 = □

8 19 + 2 = □
□ ÷ 3 = □

9 3 × 2 = □
□ + 9 = □

10 2 × 9 = □
□ − 8 = □

35日の答え ▶ 1 4 × 3 = 12、2 × 5 = 10、2 × 3 = 6、28 2 2 × 5 = 10、3 × 4 = 12、2 × 2 = 4、26 3 2 × 4 = 8、3 × 4 = 12、3 × 2 = 6、2 × 2 = 4、30

38日 1つの穴あき計算

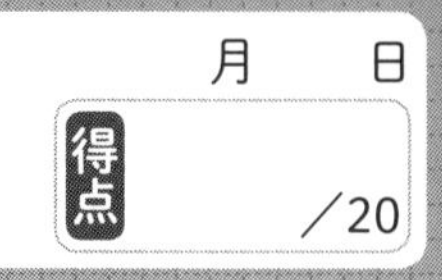

□にあてはまる数を書きましょう。

1 $27 - \square = 19$

2 $\square + 8 = 10$

3 $\square - 4 = 6$

4 $20 \div \square = 4$

5 $7 + \square = 12$

6 $8 + \square = 14$

7 $\square + 4 = 16$

8 $\square \div 7 = 6$

9 $7 \times \square = 49$

10 $\square \div 3 = 4$

11 $6 - \square = 4$

12 $3 - \square = 1$

13 $63 \div \square = 9$

14 $\square \times 4 = 24$

15 $21 + \square = 28$

16 $9 - \square = 3$

17 $\square - 2 = 13$

18 $\square \div 4 = 9$

19 $\square + 8 = 12$

20 $9 \times \square = 9$

36日の答え▶ 1 7 2 18 3 24 4 6 5 16 6 7 7 7 8 3 9 32 10 21 11 5 12 1 13 36 14 4 15 3 16 8 17 23 18 20 19 0 20 40

39日 3つの数の計算

月　日

得点　／20

次の計算をしましょう。

1 5 − 3 + 2 = □

2 3 + 5 − 6 = □

3 25 − 1 + 3 = □

4 13 − 8 − 2 = □

5 2 + 2 + 7 = □

6 8 + 0 + 3 = □

7 9 + 8 − 7 = □

8 1 + 4 − 2 = □

9 4 + 7 + 2 = □

10 12 − 5 − 3 = □

11 3 + 3 + 1 = □

12 17 − 5 + 9 = □

13 7 + 1 − 6 = □

14 19 − 9 − 3 = □

15 8 − 4 + 8 = □

16 11 + 2 − 1 = □

17 1 + 8 + 7 = □

18 10 − 3 − 5 = □

19 6 − 3 + 5 = □

20 13 − 1 + 8 = □

37日の答え（上、下の順）
1 8、32　2 9、6　3 5、5　4 1、4　5 16、1
6 2、14　7 9、8　8 21、7　9 6、15　10 18、10

40日 ツリーたし算

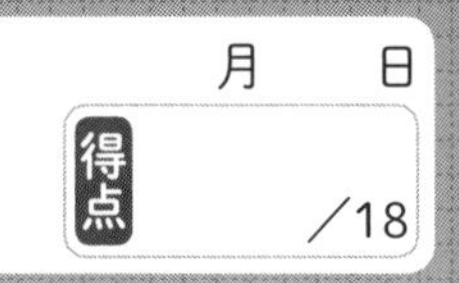

線でつながったマスをたし算します。□に合う数を書きましょう。

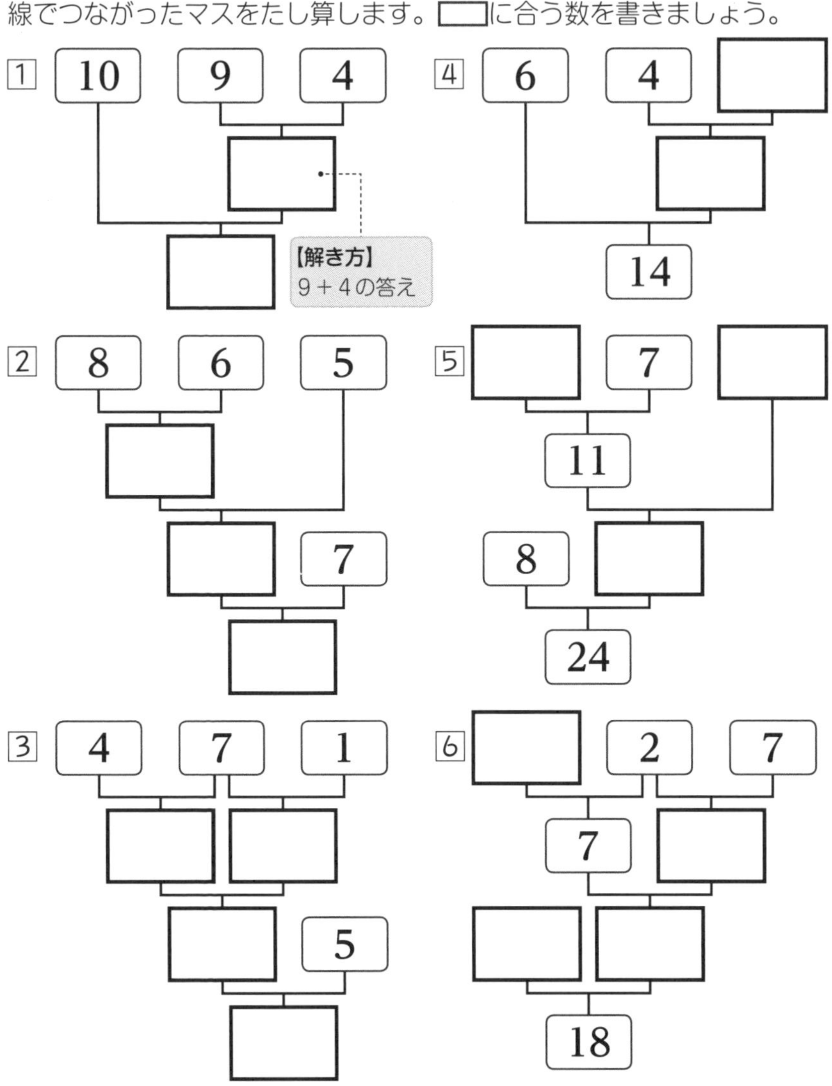

38日の答え▶ 1 8　2 2　3 10　4 5　5 5　6 6　7 12　8 42　9 7　10 12
11 2　12 2　13 7　14 6　15 7　16 6　17 15　18 36　19 4　20 1

41日 タテヨコ計算

月　日

得点　／32

タテとヨコ、それぞれの計算式を解きましょう。

1

4 ÷ 4 = ❶
＋　＋
9 ÷ 3 = ❷
‖　‖
❸　❹

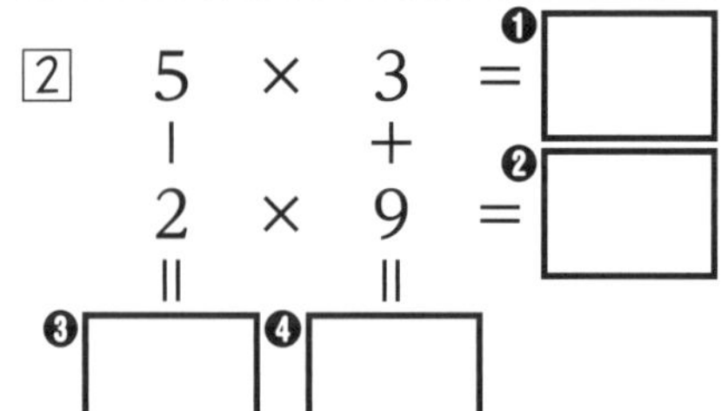

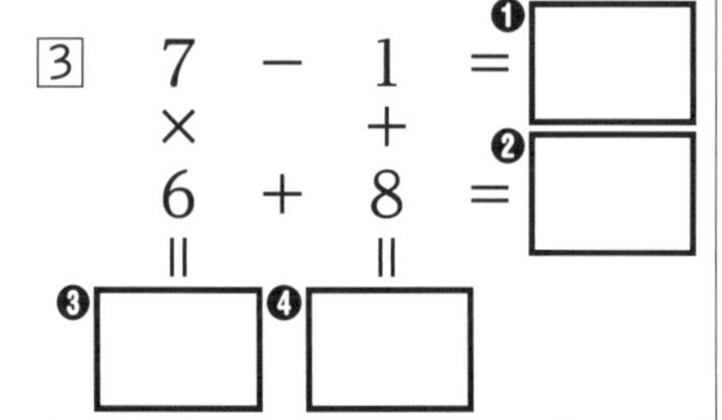

4

14 ÷ 7 = ❶
－　＋
3 ＋ 8 = ❷
‖　‖
❸　❹

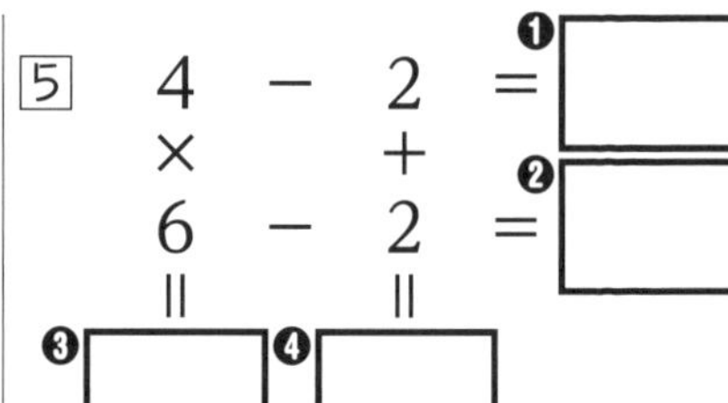

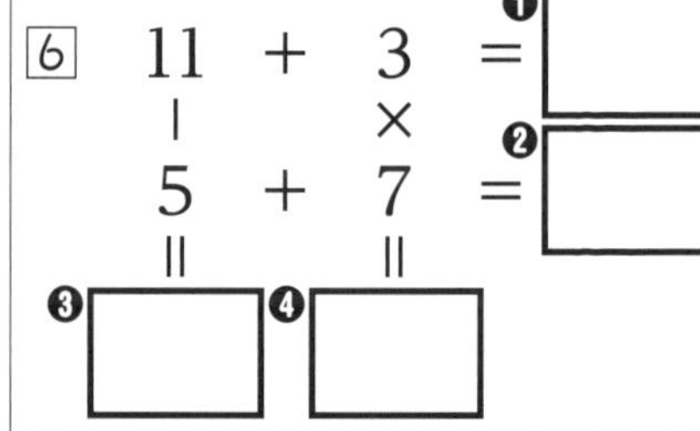

7

9 × 6 = ❶
－　÷
2 ＋ 3 = ❷
‖　‖
❸　❹

8

9 ＋ 6 = ❶
×　＋
4 － 1 = ❷
‖　‖
❸　❹

39日の答え ▶ 1 4　2 2　3 27　4 3　5 11　6 11　7 10　8 3　9 13　10 4　11 7　12 21　13 2　14 7　15 12　16 12　17 16　18 2　19 8　20 20

42日 2つの数の計算

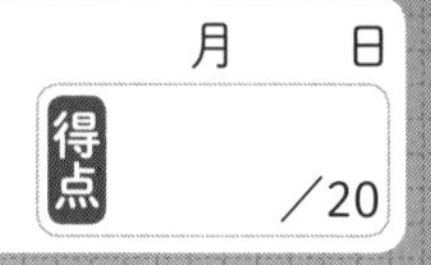

次の計算をしましょう。

1. $2 + 9 =$ □
2. $7 - 5 =$ □
3. $1 + 5 =$ □
4. $9 \times 3 =$ □
5. $4 \times 4 =$ □
6. $15 \div 3 =$ □
7. $72 \div 9 =$ □
8. $16 + 8 =$ □
9. $6 - 5 =$ □
10. $10 - 7 =$ □
11. $7 \times 5 =$ □
12. $21 \div 3 =$ □
13. $14 + 2 =$ □
14. $21 - 9 =$ □
15. $9 \times 7 =$ □
16. $13 - 7 =$ □
17. $9 + 0 =$ □
18. $18 - 8 =$ □
19. $3 \times 8 =$ □
20. $28 \div 7 =$ □

40日の答え ▶ [1] 13、23　[2] 14、19、26　[3] 11、8、19、24
[4] 4、8　[5] 4、5、16　[6] 5、9、2、16
上→下、左→右の順

43日 1つの穴あき計算

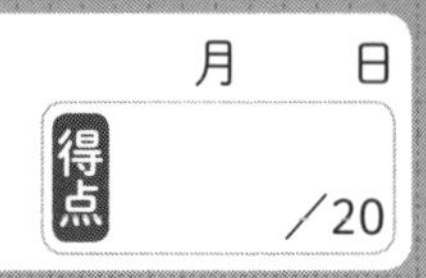

□にあてはまる数を書きましょう。

1 $\square + 4 = 18$

2 $13 - \square = 5$

3 $\square \times 5 = 25$

4 $1 + \square = 3$

5 $6 \times \square = 18$

6 $\square \div 2 = 4$

7 $16 \div \square = 2$

8 $25 + \square = 29$

9 $5 \times \square = 45$

10 $7 + \square = 12$

11 $\square \times 9 = 72$

12 $\square + 1 = 6$

13 $\square - 1 = 7$

14 $8 + \square = 14$

15 $\square \div 9 = 2$

16 $9 \times \square = 36$

17 $\square - 3 = 9$

18 $\square + 9 = 14$

19 $7 \times \square = 49$

20 $\square - 6 = 10$

41日の答え ▶ 1 ❶1 ❷3 ❸13 ❹7　2 ❶15 ❷18 ❸3 ❹12　3 ❶6 ❷14 ❸42 ❹9　4 ❶2 ❷11 ❸11 ❹15　5 ❶2 ❷4 ❸24 ❹4　6 ❶14 ❷12 ❸6 ❹21　7 ❶54 ❷5 ❸7 ❹2　8 ❶15 ❷3 ❸36 ❹7

44日 2つの数と3つの数の計算

月　日

得点　／20

次の計算をしましょう。

1 $8 + 3 - 6 =$ □

2 $12 \div 3 =$ □

3 $48 \div 6 =$ □

4 $7 + 5 - 8 =$ □

5 $40 \div 5 =$ □

6 $26 - 7 + 5 =$ □

7 $12 + 4 =$ □

8 $4 \times 8 =$ □

9 $8 + 5 - 1 =$ □

10 $56 \div 8 =$ □

11 $18 - 7 - 9 =$ □

12 $8 + 9 =$ □

13 $11 - 3 =$ □

14 $1 + 6 + 4 =$ □

15 $3 \times 5 =$ □

16 $14 - 9 - 2 =$ □

17 $24 - 2 + 7 =$ □

18 $2 \times 5 =$ □

19 $1 + 9 - 3 =$ □

20 $6 - 5 + 6 =$ □

42日の答え ▶ 1 11　2 2　3 6　4 27　5 16　6 5　7 8　8 24　9 1　10 3　11 35　12 7　13 16　14 12　15 63　16 6　17 9　18 10　19 24　20 4

45日 ご石の数

月　日

得点　／12

①ご石全体の数→②白のご石の数→③黒のご石の数の順に計算しましょう。

1

①ご石全体　＿＿＿ × ＿＿＿ ＝（　　）個

②白のご石　＿＿＿ × ＿＿＿ ＝（　　）個

③黒のご石　全体の数（　　）－ 白の数（　　）＝ □ 個

2

①ご石全体　＿＿＿ × ＿＿＿ ＝（　　）個

②白のご石　＿＿＿ × ＿＿＿ ＝（　　）個

③黒のご石　全体の数（　　）－ 白の数（　　）＝ □ 個

3

①ご石全体　＿＿＿ × ＿＿＿ ＝（　　）個

②白のご石　＿＿＿ × ＿＿＿ ＝（　　）個

③黒のご石　全体の数（　　）－ 白の数（　　）＝ □ 個

4

①ご石全体　＿＿＿ × ＿＿＿ ＝（　　）個

②白のご石　＿＿＿ × ＿＿＿ ＝（　　）個

③黒のご石　全体の数（　　）－ 白の数（　　）＝ □ 個

43日の答え ▶ 1 14　2 8　3 5　4 2　5 3　6 8　7 8　8 4　9 9　10 5
11 8　12 5　13 8　14 6　15 18　16 4　17 12　18 5　19 7　20 16

46日 1つの穴あき計算

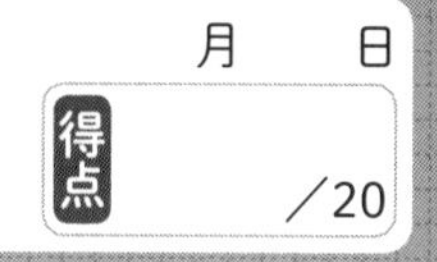

□にあてはまる数を書きましょう。

1 $23 - \square = 12$

2 $\square \times 7 = 14$

3 $\square + 5 = 16$

4 $6 + \square = 12$

5 $2 \times \square = 2$

6 $16 \div \square = 2$

7 $\square \div 4 = 6$

8 $\square \div 6 = 2$

9 $3 + \square = 4$

10 $\square - 7 = 8$

11 $8 \times \square = 24$

12 $8 - \square = 5$

13 $\square \div 2 = 4$

14 $7 + \square = 13$

15 $\square - 4 = 13$

16 $\square + 2 = 6$

17 $7 \times \square = 63$

18 $6 - \square = 5$

19 $\square + 9 = 27$

20 $4 \div \square = 2$

44日の答え ▶ 1 5 2 4 3 8 4 4 5 8 6 24 7 16 8 32 9 12 10 7
11 2 12 17 13 8 14 11 15 15 16 3 17 29 18 10 19 7 20 7

47日 3つの数の計算

月　日

得点　／20

次の計算をしましょう。

1 $5 + 3 - 5 =$ □

2 $1 + 2 + 4 =$ □

3 $12 - 6 - 4 =$ □

4 $7 + 4 - 9 =$ □

5 $2 + 7 - 5 =$ □

6 $7 + 3 + 1 =$ □

7 $9 - 6 + 2 =$ □

8 $6 - 2 - 1 =$ □

9 $8 + 3 - 6 =$ □

10 $24 + 5 - 3 =$ □

11 $9 - 1 - 6 =$ □

12 $7 - 6 + 8 =$ □

13 $3 + 8 - 6 =$ □

14 $16 + 1 + 4 =$ □

15 $5 + 5 - 2 =$ □

16 $1 + 6 - 3 =$ □

17 $10 - 2 + 9 =$ □

18 $21 - 7 + 8 =$ □

19 $8 + 4 - 6 =$ □

20 $6 + 5 + 1 =$ □

45日の答え▶ 1 ① $5 \times 4 = 20$ ② $4 \times 2 = 8$ ③ $20 - 8 = 12$ 2 ① $5 \times 5 = 25$ ② $4 \times 3 = 12$ ③ $25 - 12 = 13$ 3 ① $4 \times 6 = 24$ ② $3 \times 5 = 15$ ③ $24 - 15 = 9$ 4 ① $6 \times 6 = 36$ ② $3 \times 4 = 12$ ③ $36 - 12 = 24$

48日 タテヨコ計算

月　日

得点　／32

タテとヨコ、それぞれの計算式を解きましょう。

1
19 − 7 = ❶□
| ×
3 + 4 = ❷□
= =
❸□ ❹□

2
8 + 4 = ❶□
× −
3 + 2 = ❷□
= =
❸□ ❹□

3
17 − 5 = ❶□
− +
7 × 2 = ❷□
= =
❸□ ❹□

4
2 + 4 = ❶□
+ +
6 × 5 = ❷□
= =
❸□ ❹□

5
5 × 9 = ❶□
+ −
3 × 7 = ❷□
= =
❸□ ❹□

6
18 − 6 = ❶□
÷ ÷
9 ÷ 3 = ❷□
= =
❸□ ❹□

7
6 × 3 = ❶□
− +
2 + 7 = ❷□
= =
❸□ ❹□

8
11 − 8 = ❶□
− ÷
4 − 4 = ❷□
= =
❸□ ❹□

46日の答え ▶ 1 11　2 2　3 11　4 6　5 1　6 8　7 24　8 12　9 1　10 15　11 3　12 3　13 8　14 6　15 17　16 4　17 9　18 1　19 18　20 2

49日 2つの数の計算

月　日

得点　／20

次の計算をしましょう。

1. $9 - 8 =$ □
2. $18 + 8 =$ □
3. $2 \times 9 =$ □
4. $3 \times 3 =$ □
5. $25 - 2 =$ □
6. $21 \div 7 =$ □
7. $5 - 1 =$ □
8. $8 \times 7 =$ □
9. $9 - 2 =$ □
10. $81 \div 9 =$ □
11. $7 + 6 =$ □
12. $7 \times 4 =$ □
13. $13 - 5 =$ □
14. $7 + 7 =$ □
15. $24 \div 3 =$ □
16. $20 - 7 =$ □
17. $2 + 4 =$ □
18. $18 - 7 =$ □
19. $9 \times 4 =$ □
20. $11 + 5 =$ □

47日の答え ▶ 1 3　2 7　3 2　4 2　5 4　6 11　7 5　8 3　9 5　10 26
11 2　12 9　13 5　14 21　15 8　16 4　17 17　18 22　19 6　20 12

50日 マスの数

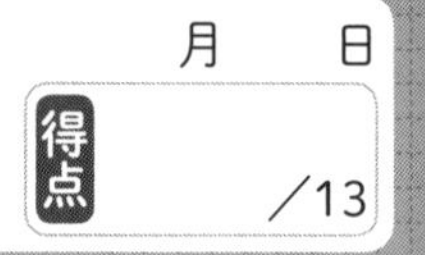

マスの数をエリアごとに計算して、マスの数の合計を出しましょう。

1

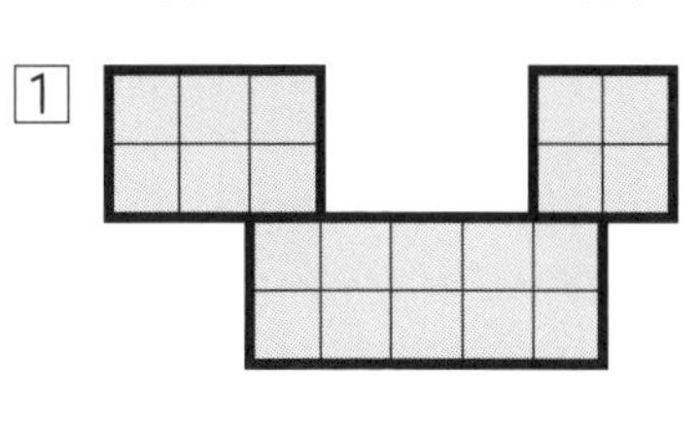

＿＿＿ × ＿＿＿ ＝（　　）個
＋
＿＿＿ × ＿＿＿ ＝（　　）個
＋
＿＿＿ × ＿＿＿ ＝（　　）個
＝
●マスの数の合計 □ 個

2

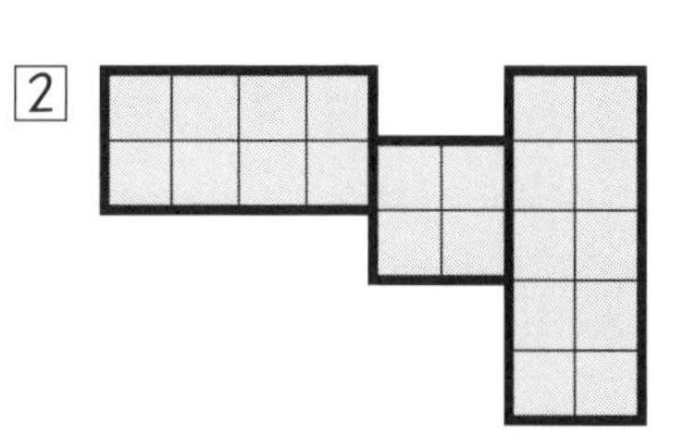

＿＿＿ × ＿＿＿ ＝（　　）個
＋
＿＿＿ × ＿＿＿ ＝（　　）個
＋
＿＿＿ × ＿＿＿ ＝（　　）個
＝

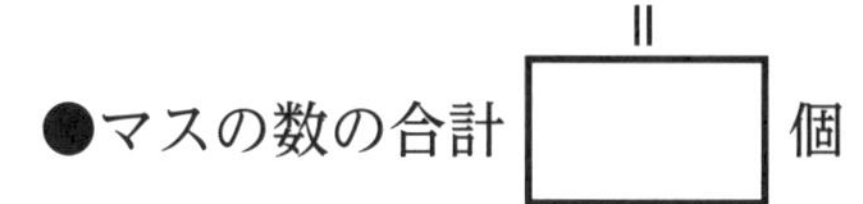

3

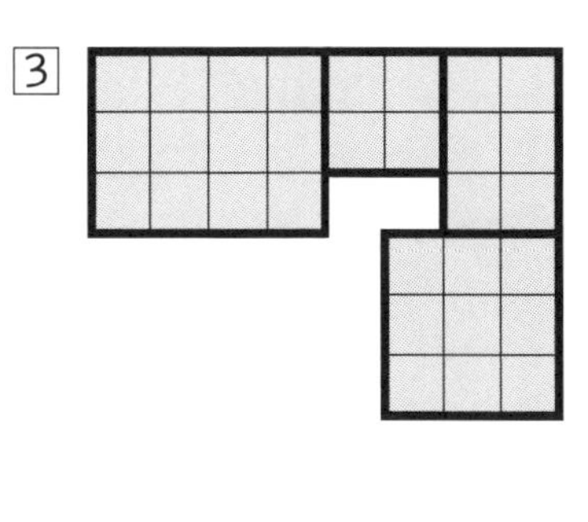

＿＿＿ × ＿＿＿ ＝（　　）個
＋
＿＿＿ × ＿＿＿ ＝（　　）個
＋
＿＿＿ × ＿＿＿ ＝（　　）個
＋
＿＿＿ × ＿＿＿ ＝（　　）個
＝
●マスの数の合計 □ 個

48日の答え ▶ 1 ❶12 ❷7 ❸16 ❹28　2 ❶12 ❷5 ❸24 ❹2　3 ❶12 ❷14 ❸10 ❹7　4 ❶6 ❷30 ❸8 ❹9　5 ❶45 ❷21 ❸8 ❹2　6 ❶12 ❷3 ❸2 ❹2　7 ❶18 ❷9 ❸4 ❹10　8 ❶3 ❷0 ❸7 ❹2

51日 3つの数の計算

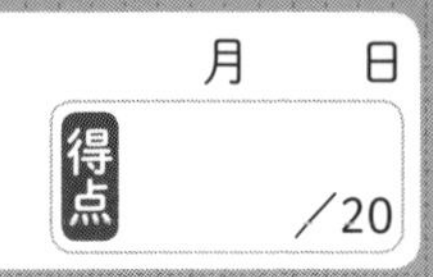

次の計算をしましょう。

1 $13+6+2=$ □

2 $11-9+3=$ □

3 $5-1-2=$ □

4 $14-7+4=$ □

5 $8-7+5=$ □

6 $15-6-3=$ □

7 $3+6+9=$ □

8 $6+7-5=$ □

9 $27-5+4=$ □

10 $5+5-3=$ □

11 $2+6-1=$ □

12 $1+2+5=$ □

13 $6-3+7=$ □

14 $18+3-1=$ □

15 $5+4+4=$ □

16 $10+4+5=$ □

17 $9+0-8=$ □

18 $5+1+2=$ □

19 $4+8-8=$ □

20 $13-9+8=$ □

49日の答え ▶ 1 1　2 26　3 18　4 9　5 23　6 3　7 4　8 56　9 7　10 9
11 13　12 28　13 8　14 14　15 8　16 13　17 6　18 11　19 36　20 16

52日

3つの穴あき計算

解き方は13ページ。

月　日

得点　／30

3つの式の答えが同じになるように、□にあてはまる数を書きましょう。

[1] $3 \times 3 =$ ❶□ $= 18 \div$ ❷□ $=$ ❸□ $+ 6$

[2] $18 \div 3 =$ ❶□ $= 24 \div$ ❷□ $=$ ❸□ $+ 4$

[3] $4 \times 2 =$ ❶□ $= 13 -$ ❷□ $=$ ❸□ $+ 5$

[4] $3 + 9 =$ ❶□ $= 4 \times$ ❷□ $=$ ❸□ $+ 2$

[5] $10 - 5 =$ ❶□ $= 8 -$ ❷□ $=$ ❸□ $+ 3$

[6] $21 \div 3 =$ ❶□ $= 11 -$ ❷□ $=$ ❸□ $+ 4$

[7] $6 \times 2 =$ ❶□ $= 18 -$ ❷□ $=$ ❸□ $+ 5$

[8] $2 \times 5 =$ ❶□ $= 1 +$ ❷□ $=$ ❸□ $- 4$

[9] $5 + 6 =$ ❶□ $= 16 -$ ❷□ $=$ ❸□ $+ 8$

[10] $5 + 2 =$ ❶□ $= 14 \div$ ❷□ $=$ ❸□ $+ 6$

50日の答え ▶ [1] 2×3＝6、2×5＝10、2×2＝4、20 [2] 2×4＝8、2×2＝4、5×2＝10、22 [3] 3×4＝12、2×2＝4、3×2＝6、3×3＝9、31

53日 2つの数の計算

月　日　得点　／20

次の計算をしましょう。

1. $2 + 1 =$ □
2. $9 - 2 =$ □
3. $11 - 6 =$ □
4. $15 + 8 =$ □
5. $30 \div 6 =$ □
6. $15 \div 5 =$ □
7. $2 \times 2 =$ □
8. $7 - 4 =$ □
9. $14 - 8 =$ □
10. $9 \times 8 =$ □
11. $4 \times 8 =$ □
12. $18 \div 3 =$ □
13. $10 \div 5 =$ □
14. $4 + 2 =$ □
15. $1 + 8 =$ □
16. $8 - 3 =$ □
17. $12 \div 4 =$ □
18. $4 \times 4 =$ □
19. $18 \div 2 =$ □
20. $13 - 1 =$ □

51日の答え ▶ 1 21　2 5　3 2　4 11　5 6　6 6　7 18　8 8　9 26　10 7　11 7　12 8　13 10　14 20　15 13　16 19　17 1　18 8　19 4　20 12

54日 リレー計算

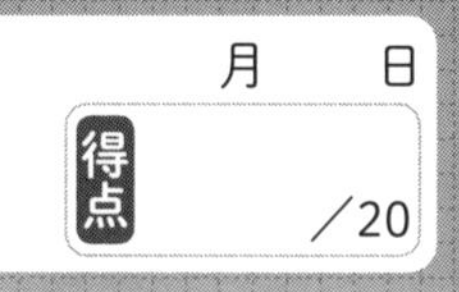

線でつながった2マスには同じ数が入ります。マスに答えを書きましょう。

1
10 ＋ □ ＝ 12
□ × 8 ＝ □

2
8 ＋ □ ＝ 26
□ ÷ 2 ＝ □

3
8 ＋ □ ＝ 15
□ − 1 ＝ □

4
20 ÷ □ ＝ 5
□ − 1 ＝ □

5
1 × □ ＝ 6
□ ÷ 3 ＝ □

6
7 − 2 ＝ □
11 − □ ＝ □

7
16 − 9 ＝ □
28 ÷ □ ＝ □

8
8 − 6 ＝ □
14 ＋ □ ＝ □

9
18 − 7 ＝ □
16 − □ ＝ □

10
3 × 3 ＝ □
22 − □ ＝ □

52日の答え ▶ 1 ❶9 ❷2 ❸3　2 ❶6 ❷4 ❸2　3 ❶8 ❷5 ❸3　4 ❶12 ❷3 ❸10　5 ❶5 ❷3 ❸2　6 ❶7 ❷4 ❸3　7 ❶12 ❷6 ❸7　8 ❶10 ❷9 ❸14　9 ❶11 ❷5 ❸3　10 ❶7 ❷2 ❸1

55日 ツリーたし算

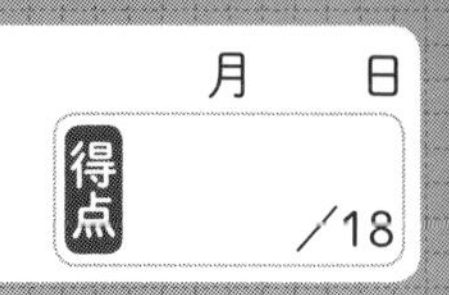

線でつながったマスをたし算します。□に合う数を書きましょう。

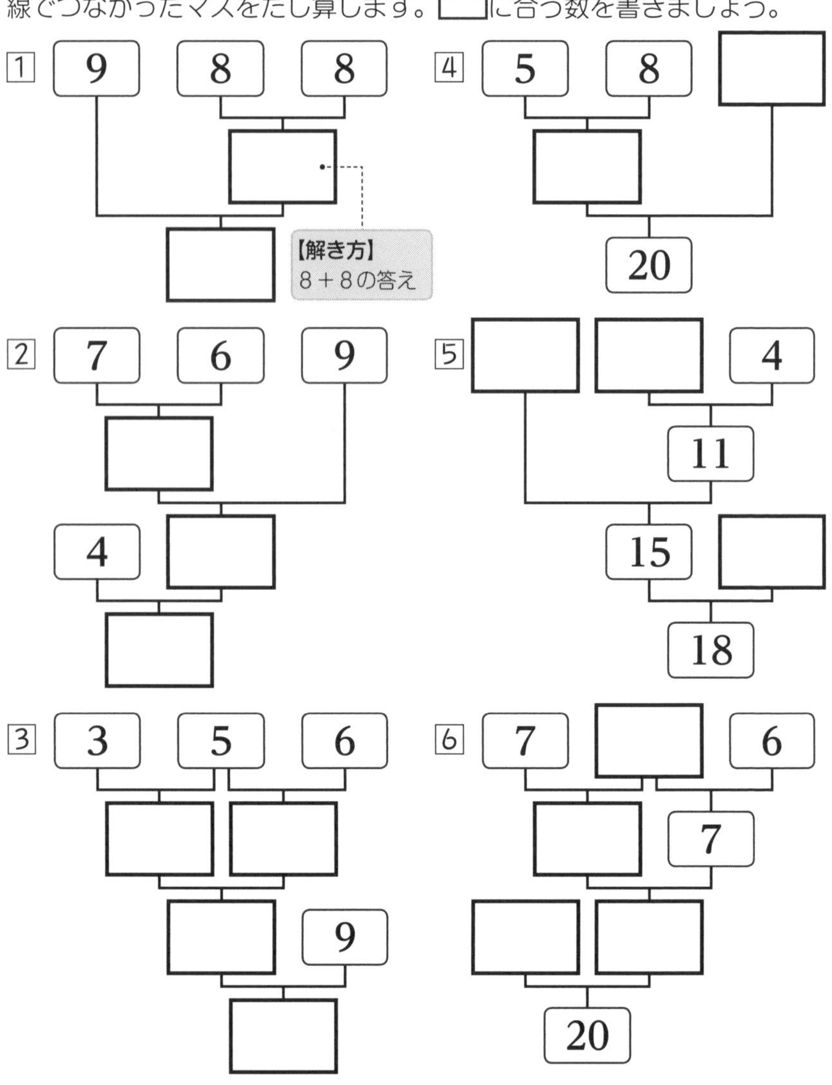

53日の答え ▶ 1 3　2 7　3 5　4 23　5 5　6 3　7 4　8 3　9 6　10 72　11 32　12 6　13 2　14 6　15 9　16 5　17 3　18 16　19 9　20 12

56日 3つの数の計算

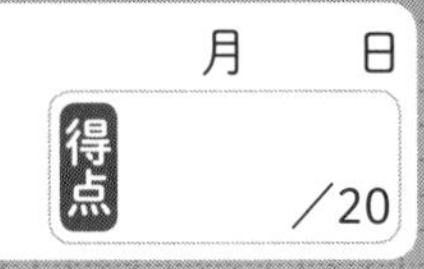

次の計算をしましょう。

1 $12 - 6 - 4 =$ □

2 $1 + 4 + 9 =$ □

3 $5 + 2 - 4 =$ □

4 $16 + 8 + 3 =$ □

5 $8 - 6 + 1 =$ □

6 $2 + 1 + 7 =$ □

7 $9 - 6 + 4 =$ □

8 $21 - 7 - 1 =$ □

9 $2 + 3 + 5 =$ □

10 $10 + 5 - 6 =$ □

11 $3 + 5 + 5 =$ □

12 $18 - 1 + 9 =$ □

13 $4 + 3 - 3 =$ □

14 $11 - 8 + 6 =$ □

15 $1 + 2 + 2 =$ □

16 $15 - 9 - 3 =$ □

17 $7 - 5 - 1 =$ □

18 $5 + 1 + 2 =$ □

19 $6 - 1 + 2 =$ □

20 $7 + 4 - 6 =$ □

54日の答え ▶ 上、下の順
1 2、16　2 18、9　3 7、6　4 4、3　5 6、2
6 5、6　7 7、4　8 2、16　9 11、5　10 9、13

57日 1つの穴あき計算

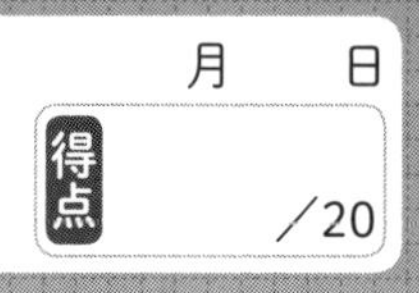

□にあてはまる数を書きましょう。

1. $10 - \square = 5$
2. $\square \div 2 = 5$
3. $\square - 9 = 2$
4. $8 \times \square = 56$
5. $\square - 2 = 6$
6. $\square - 7 = 2$
7. $21 + \square = 23$
8. $4 \times \square = 32$
9. $6 + \square = 10$
10. $\square - 4 = 3$
11. $\square - 4 = 8$
12. $\square \times 7 = 21$
13. $\square \div 8 = 1$
14. $6 + \square = 9$
15. $3 \times \square = 9$
16. $19 - \square = 14$
17. $\square + 6 = 8$
18. $4 \times \square = 16$
19. $\square \times 8 = 24$
20. $27 \div \square = 3$

55日の答え ▶ 1 16、25　2 13、22、26　3 8、11、19、28
4 7、13　5 4、7、3　6 1、8、5、15
上→下、左→右の順

58日 タテヨコ計算

月　日

得点　／32

タテとヨコ、それぞれの計算式を解きましょう。

1
12 ÷ 2 = ❶
＋　×
3 × 4 = ❷
‖　‖
❸　❹

2
12 ＋ 1 = ❶
÷　＋
4 ＋ 7 = ❷
‖　‖
❸　❹

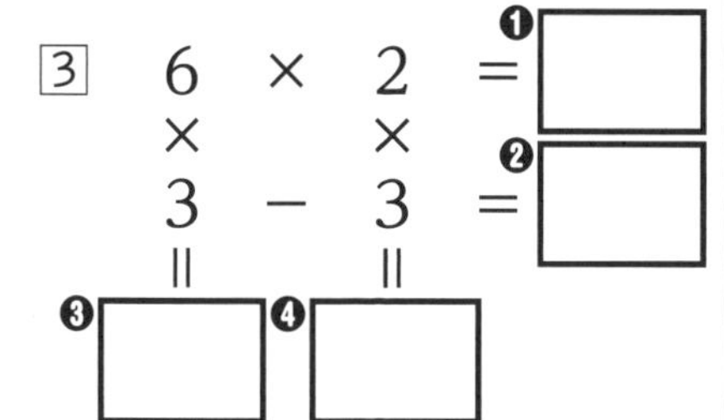

3
6 × 2 = ❶
×　×
3 − 3 = ❷
‖　‖
❸　❹

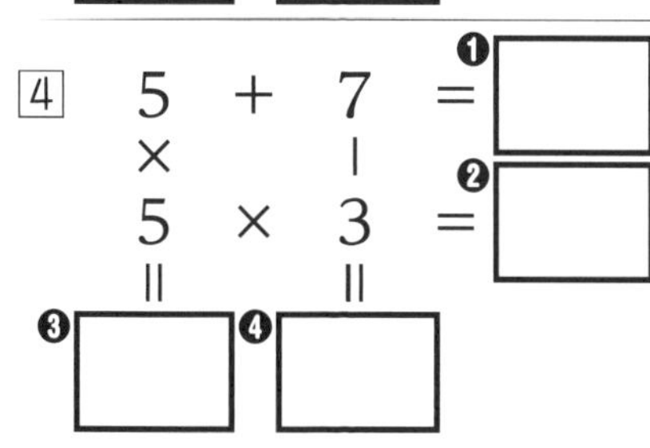

4
5 ＋ 7 = ❶
×　−
5 × 3 = ❷
‖　‖
❸　❹

5
6 − 2 = ❶
＋　＋
5 ＋ 3 = ❷
‖　‖
❸　❹

6
10 ＋ 3 = ❶
÷　＋
5 − 3 = ❷
‖　‖
❸　❹

7
11 − 4 = ❶
＋　−
3 − 2 = ❷
‖　‖
❸　❹

8
8 ＋ 4 = ❶
−　−
4 ÷ 2 = ❷
‖　‖
❸　❹

56日の答え ▶ 1 2　2 14　3 3　4 27　5 3　6 10　7 7　8 13　9 10　10 9　11 13　12 26　13 4　14 9　15 5　16 3　17 1　18 8　19 7　20 5

59日

2つの数と3つの数の計算

月　日

得点　／20

次の計算をしましょう。

1 $6 \times 2 =$ □

2 $2 + 5 + 7 =$ □

3 $11 - 9 + 2 =$ □

4 $5 + 1 + 1 =$ □

5 $16 \div 8 =$ □

6 $3 + 3 + 9 =$ □

7 $9 \div 3 =$ □

8 $12 + 1 =$ □

9 $8 \div 2 =$ □

10 $23 + 4 - 6 =$ □

11 $18 - 8 - 7 =$ □

12 $8 - 5 + 1 =$ □

13 $3 \times 7 =$ □

14 $24 \div 3 =$ □

15 $14 + 2 =$ □

16 $11 - 1 + 1 =$ □

17 $2 \times 3 =$ □

18 $7 \times 6 =$ □

19 $1 + 8 + 2 =$ □

20 $13 + 4 + 8 =$ □

57日の答え ▶ 1 5　2 10　3 11　4 7　5 8　6 9　7 2　8 8　9 4　10 7　11 12　12 3　13 8　14 3　15 3　16 5　17 2　18 4　19 3　20 9

60日 ご石の数

月　日

得点　／12

①ご石全体の数→②白のご石の数→③黒のご石の数の順に計算しましょう。

1

①ご石全体　____ × ____ ＝（　　）個

②白のご石　____ × ____ ＝（　　）個

③黒のご石　全体の数（　　）－白の数（　　）＝□個

2

①ご石全体　____ × ____ ＝（　　）個

②白のご石　____ × ____ ＝（　　）個

③黒のご石　全体の数（　　）－白の数（　　）＝□個

3

①ご石全体　____ × ____ ＝（　　）個

②白のご石　____ × ____ ＝（　　）個

③黒のご石　全体の数（　　）－白の数（　　）＝□個

4

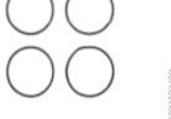

①ご石全体　____ × ____ ＝（　　）個

②白のご石　____ × ____ ＝（　　）個

③黒のご石　全体の数（　　）－白の数（　　）＝□個

58日の答え ▶ 1 ❶6 ❷12 ❸15 ❹8　2 ❶13 ❷11 ❸3 ❹8　3 ❶12 ❷0 ❸18 ❹6　4 ❶12 ❷15 ❸25 ❹4　5 ❶4 ❷8 ❸11 ❹5　6 ❶13 ❷2 ❸2 ❹6　7 ❶7 ❷1 ❸14 ❹2　8 ❶12 ❷2 ❸4 ❹2

61日 リレー計算

月　日　得点　／20

線でつながった2マスには同じ数が入ります。マスに答えを書きましょう。

1
$25 - \square = 2$
$\square - 8 = \square$

2
$2 \times \square = 10$
$\square - 1 = \square$

3
$7 + \square = 28$
$\square \div 7 = \square$

4
$4 + \square = 9$
$\square + 1 = \square$

5
$7 - \square = 5$
$\square \times 7 = \square$

6
$8 - 5 = \square$
$\square \times 8 = \square$

7
$16 + 8 = \square$
$\square \div 6 = \square$

8
$8 - 4 = \square$
$\square \times 5 = \square$

9
$21 + 7 = \square$
$\square - 8 = \square$

10
$7 - 1 = \square$
$\square \times 7 = \square$

59日の答え ▶ 1 12　2 14　3 4　4 7　5 2　6 15　7 3　8 13　9 4　10 21
11 3　12 4　13 21　14 8　15 16　16 11　17 6　18 42　19 11　20 25

62日 3つの数の計算

月　日

得点　／20

次の計算をしましょう。

1. $14+1-2=$ □
2. $8-1-1=$ □
3. $4+5+6=$ □
4. $10-3-5=$ □
5. $3+5-2=$ □
6. $1+9+7=$ □
7. $11-5-4=$ □
8. $2+8-9=$ □
9. $6-2+3=$ □
10. $15+4+8=$ □
11. $3-2+1=$ □
12. $7-3+4=$ □
13. $14-2-4=$ □
14. $12+7+5=$ □
15. $5+6+3=$ □
16. $15-5-9=$ □
17. $4+7+1=$ □
18. $9-4-2=$ □
19. $21+2+5=$ □
20. $8-5+7=$ □

60日の答え ▶ 1 ① $4\times5=20$ ② $3\times3=9$ ③ $20-9=11$ 2 ① $6\times4=24$ ② $4\times2=8$ ③ $24-8=16$ 3 ① $5\times6=30$ ② $3\times4=12$ ③ $30-12=18$ 4 ① $6\times6=36$ ② $5\times3=15$ ③ $36-15=21$

63日 1つの穴あき計算

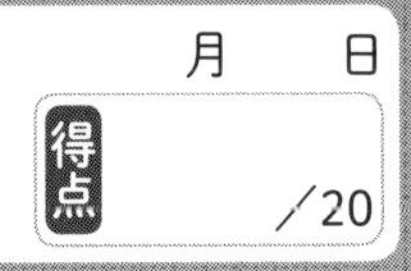

□にあてはまる数を書きましょう。

1. $9 - \square = 6$
2. $5 \times \square = 10$
3. $\square \times 9 = 81$
4. $35 \div \square = 7$
5. $\square - 9 = 8$
6. $9 - \square = 1$
7. $18 + \square = 22$
8. $\square \times 5 = 20$
9. $\square - 5 = 3$
10. $\square \times 9 = 63$
11. $7 - \square = 6$
12. $12 \div \square = 2$
13. $11 - \square = 8$
14. $\square \times 2 = 16$
15. $40 \div \square = 8$
16. $\square - 6 = 11$
17. $3 \times \square = 27$
18. $2 + \square = 3$
19. $6 - \square = 2$
20. $\square \div 2 = 2$

61日の答え ▶ 上、下の順
1 23、15　2 5、4　3 21、3　4 5、6　5 2、14
6 3、24　7 24、4　8 4、20　9 28、20　10 6、42

64日 2つの数と3つの数の計算

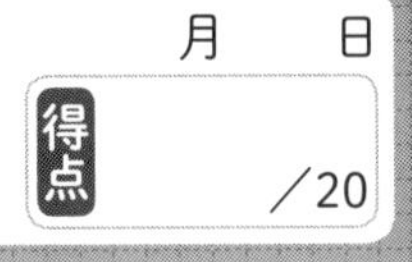

次の計算をしましょう。

1 $4 + 9 - 6 =$ □

2 $3 \times 7 =$ □

3 $1 + 8 - 7 =$ □

4 $8 \times 9 =$ □

5 $14 \div 2 =$ □

6 $9 + 1 + 6 =$ □

7 $15 - 9 + 3 =$ □

8 $21 - 5 =$ □

9 $5 \times 9 =$ □

10 $6 \times 7 =$ □

11 $16 + 8 - 4 =$ □

12 $7 - 2 - 3 =$ □

13 $4 \times 9 =$ □

14 $3 \times 3 =$ □

15 $5 + 7 - 8 =$ □

16 $24 \div 8 =$ □

17 $23 + 5 - 2 =$ □

18 $24 \div 6 =$ □

19 $32 \div 4 =$ □

20 $6 - 3 - 1 =$ □

62日の答え ▶ 1 13 2 6 3 15 4 2 5 6 6 17 7 2 8 1 9 7 10 27 11 2 12 8 13 8 14 24 15 14 16 1 17 12 18 3 19 28 20 10

65日 マスの数

月　日

得点　／13

マスの数をエリアごとに計算して、マスの数の合計を出しましょう。

1

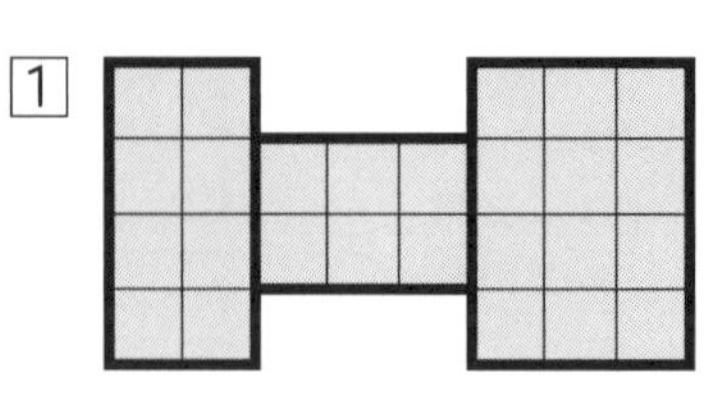

＿＿＿ × ＿＿＿ ＝（　　）個

＋

＿＿＿ × ＿＿＿ ＝（　　）個

＋

＿＿＿ × ＿＿＿ ＝（　　）個

＝

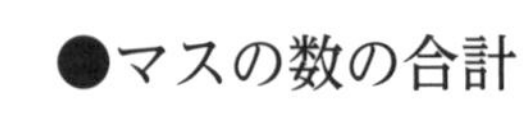

●マスの数の合計 [　　] 個

2

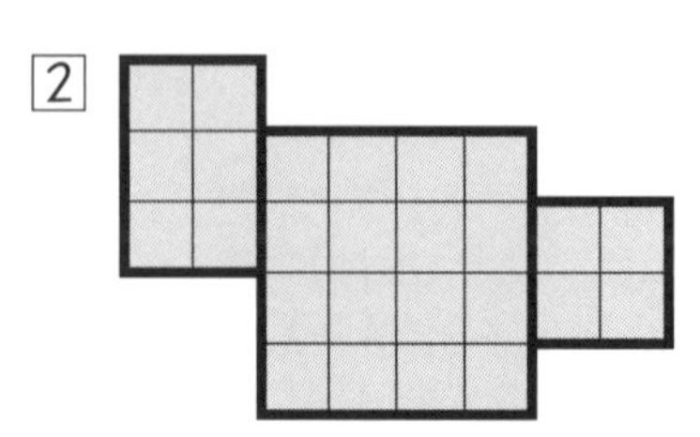

＿＿＿ × ＿＿＿ ＝（　　）個

＋

＿＿＿ × ＿＿＿ ＝（　　）個

＋

＿＿＿ × ＿＿＿ ＝（　　）個

＝

●マスの数の合計 [　　] 個

3

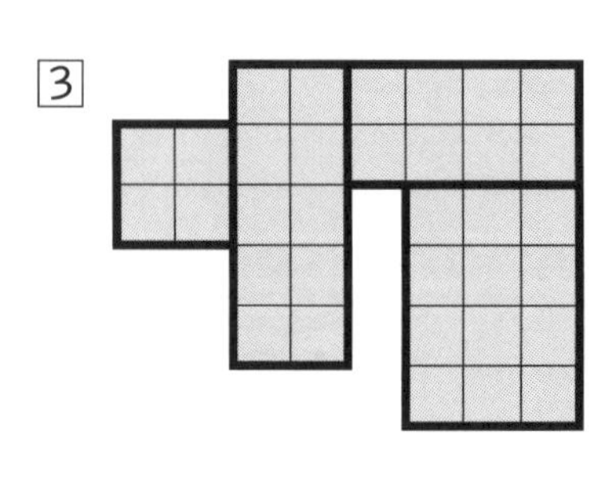

＿＿＿ × ＿＿＿ ＝（　　）個

＋

＿＿＿ × ＿＿＿ ＝（　　）個

＋

＿＿＿ × ＿＿＿ ＝（　　）個

＋

＿＿＿ × ＿＿＿ ＝（　　）個

＝

●マスの数の合計 [　　] 個

63日の答え ▶ [1] 3 [2] 2 [3] 9 [4] 5 [5] 17 [6] 8 [7] 4 [8] 4 [9] 8 [10] 7
[11] 1 [12] 6 [13] 3 [14] 8 [15] 5 [16] 17 [17] 9 [18] 1 [19] 4 [20] 4

66日 3つの穴あき計算

解き方は13ページ。

月　日　得点　／30

3つの式の答えが同じになるように、□にあてはまる数を書きましょう。

1　$2 \times 2 =$ ❶□ $= 7 -$ ❷□ $=$ ❸□ $+ 3$

2　$15 \div 3 =$ ❶□ $= 11 -$ ❷□ $=$ ❸□ $+ 1$

3　$6 \times 3 =$ ❶□ $= 9 \times$ ❷□ $=$ ❸□ $+ 6$

4　$5 + 3 =$ ❶□ $= 24 \div$ ❷□ $=$ ❸□ $+ 7$

5　$3 \times 2 =$ ❶□ $= 10 -$ ❷□ $=$ ❸□ $+ 2$

6　$4 \div 2 =$ ❶□ $= 7 -$ ❷□ $=$ ❸□ $- 7$

7　$12 - 8 =$ ❶□ $= 16 \div$ ❷□ $=$ ❸□ $+ 2$

8　$3 \times 4 =$ ❶□ $= 5 +$ ❷□ $=$ ❸□ $+ 3$

9　$27 \div 9 =$ ❶□ $= 6 \div$ ❷□ $=$ ❸□ $+ 1$

10　$9 + 2 =$ ❶□ $= 13 -$ ❷□ $=$ ❸□ $+ 4$

64日の答え ▶ 1 7　2 21　3 2　4 72　5 7　6 16　7 9　8 16　9 45　10 42　11 20　12 2　13 36　14 9　15 4　16 3　17 26　18 4　19 8　20 2

67日 3つの数の計算

月　日

得点　／20

次の計算をしましょう。

1. $14-7-2=$ □
2. $2+5+3=$ □
3. $1+9+7=$ □
4. $3-1+5=$ □
5. $27-2-9=$ □
6. $5-3+4=$ □
7. $19-9+1=$ □
8. $11+2-7=$ □
9. $2+6-4=$ □
10. $15+2+5=$ □
11. $7-3+6=$ □
12. $26-7+5=$ □
13. $4-1+9=$ □
14. $12+5-6=$ □
15. $3+8-7=$ □
16. $15-1-8=$ □
17. $8-4+3=$ □
18. $9-2-1=$ □
19. $13-1+7=$ □
20. $6-5+2=$ □

65日の答え ▶ 1 4×2＝8、2×3＝6、4×3＝12、26 2 3×2＝6、4×4＝16、2×2＝4、26 3 2×2＝4、5×2＝10、2×4＝8、4×3＝12、34

68日 タテヨコ計算

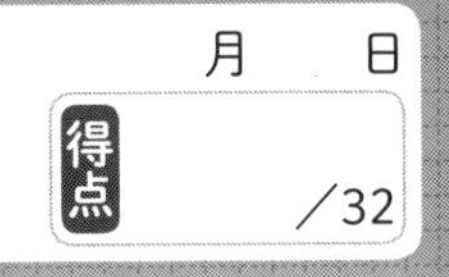

タテとヨコ、それぞれの計算式を解きましょう。

1
$6 \div 6 =$ ❶□
$+ \quad +$
$3 + 8 =$ ❷□
$\| \quad \|$
❸□ ❹□

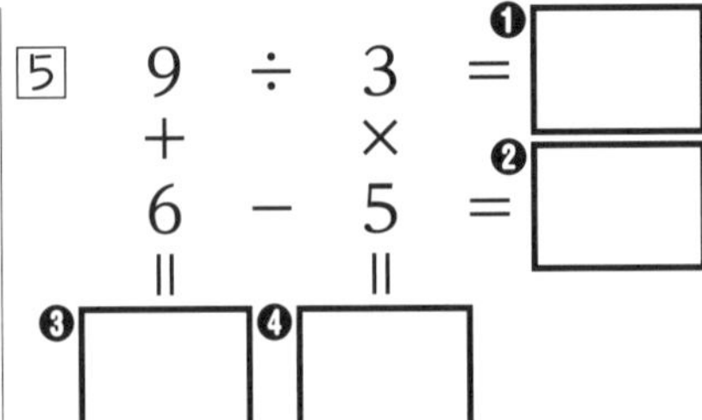

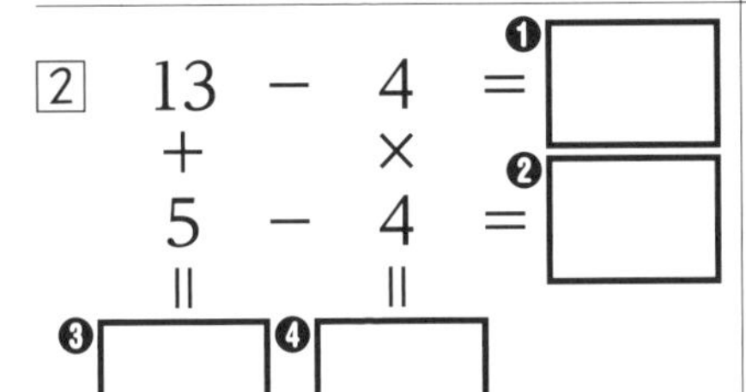

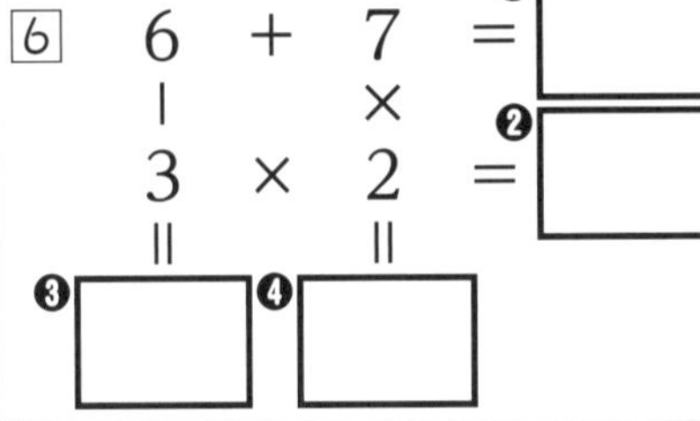

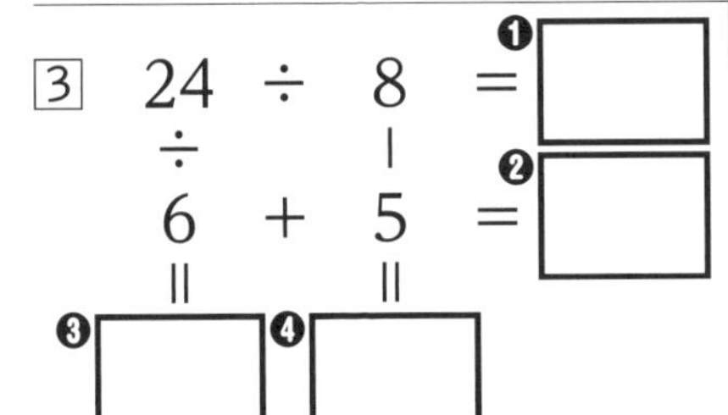

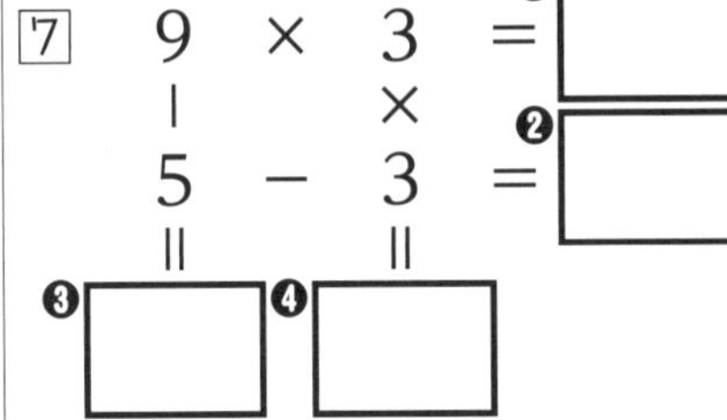

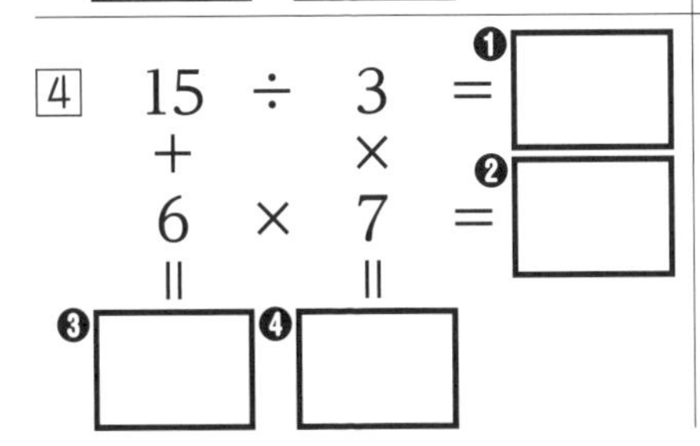

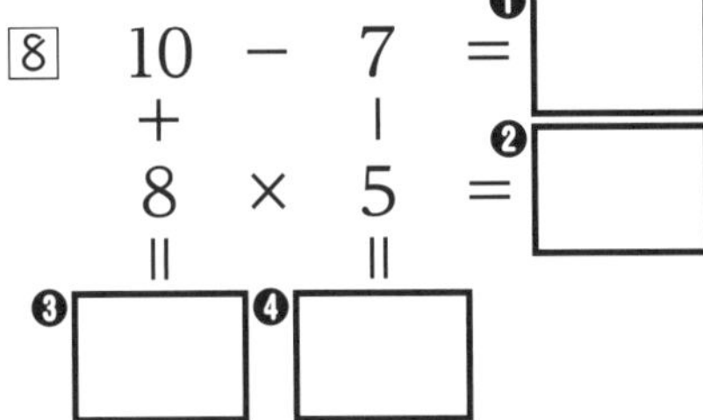

66日の答え ▶ 1 ❶4 ❷3 ❸1　2 ❶5 ❷6 ❸4　3 ❶18 ❷2 ❸12　4 ❶8 ❷3 ❸1　5 ❶6 ❷4 ❸4　6 ❶2 ❷5 ❸9　7 ❶4 ❷4 ❸2　8 ❶12 ❷7 ❸9　9 ❶3 ❷2 ❸2　10 ❶11 ❷2 ❸7

69日 2つの数の計算

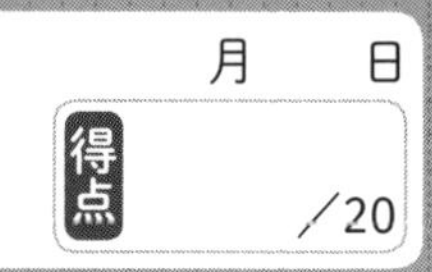

次の計算をしましょう。

1. $6 \div 3 =$ □
2. $9 \times 8 =$ □
3. $1 + 2 =$ □
4. $20 - 3 =$ □
5. $8 \div 4 =$ □
6. $5 + 5 =$ □
7. $15 + 7 =$ □
8. $6 \times 9 =$ □
9. $10 + 1 =$ □
10. $21 - 4 =$ □
11. $8 + 6 =$ □
12. $48 \div 8 =$ □
13. $15 - 9 =$ □
14. $4 \times 5 =$ □
15. $9 - 2 =$ □
16. $18 - 9 =$ □
17. $14 + 8 =$ □
18. $6 \times 6 =$ □
19. $12 - 1 =$ □
20. $42 \div 7 =$ □

67日の答え ▶ 1 5　2 10　3 17　4 7　5 16　6 6　7 11　8 6　9 4　10 22　11 10　12 24　13 12　14 11　15 4　16 6　17 7　18 6　19 19　20 3

70日 ツリーたし算

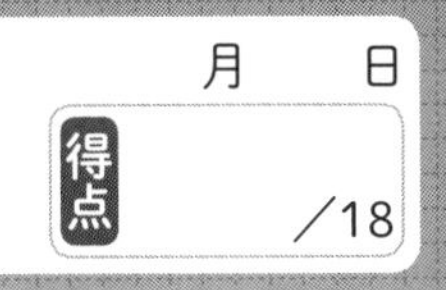

線でつながったマスをたし算します。□に合う数を書きましょう。

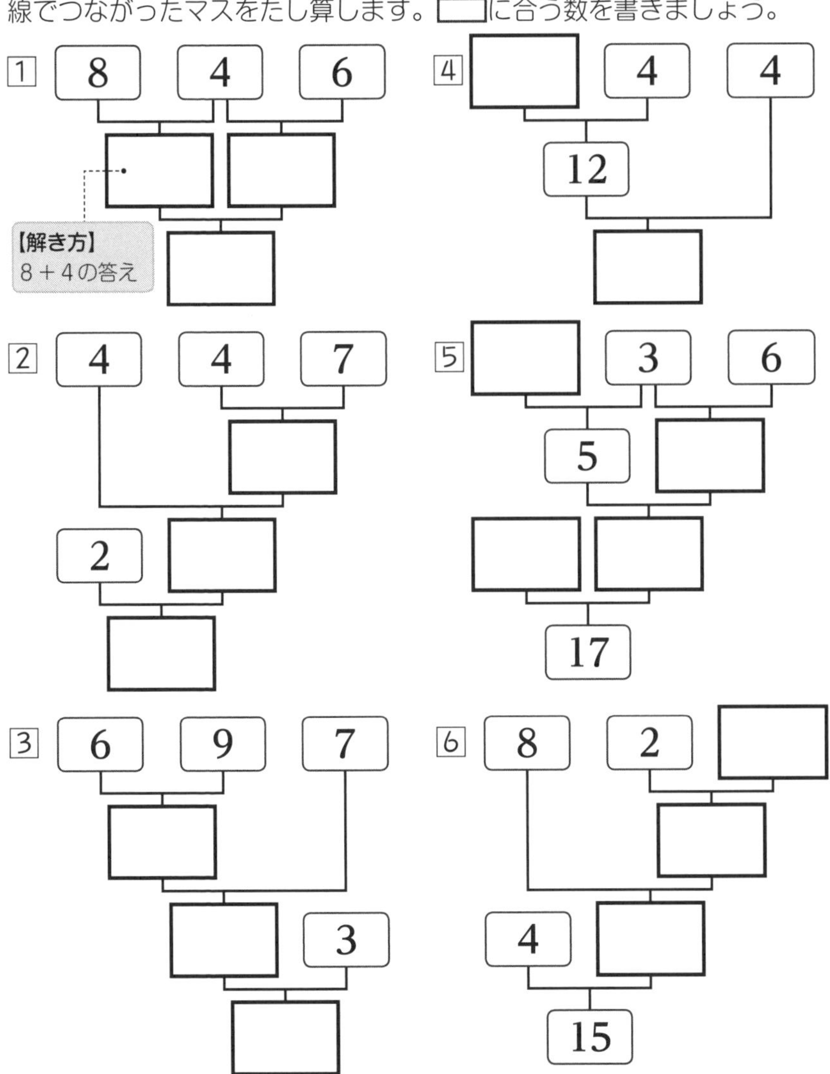

68日の答え ▶ 1 ❶1 ❷11 ❸9 ❹14 2 ❶9 ❷1 ❸18 ❹16 3 ❶3 ❷11 ❸4 ❹3 4 ❶5 ❷42 ❸21 ❹21 5 ❶3 ❷1 ❸15 ❹15 6 ❶13 ❷6 ❸3 ❹14 7 ❶27 ❷2 ❸4 ❹9 8 ❶3 ❷40 ❸18 ❹2

71日 1つの穴あき計算

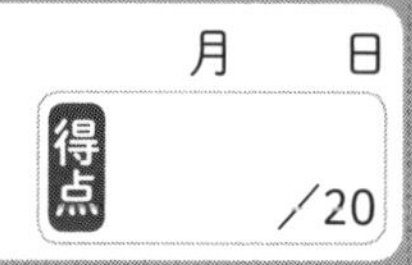

□にあてはまる数を書きましょう。

1 $\square \div 9 = 7$

2 $\square - 7 = 4$

3 $2 + \square = 9$

4 $23 - \square = 2$

5 $\square \div 2 = 8$

6 $\square - 8 = 1$

7 $\square \times 6 = 18$

8 $2 \times \square = 14$

9 $\square \div 5 = 2$

10 $\square - 3 = 6$

11 $18 \div \square = 9$

12 $6 - \square = 3$

13 $6 \times \square = 30$

14 $\square + 6 = 14$

15 $7 \times \square = 42$

16 $14 - \square = 5$

17 $25 \div \square = 5$

18 $\square \div 6 = 4$

19 $23 + \square = 29$

20 $18 - \square = 9$

69日の答え ▶ 1 2　2 72　3 3　4 17　5 2　6 10　7 22　8 54　9 11　10 17　11 14　12 6　13 6　14 20　15 7　16 9　17 22　18 36　19 11　20 6

72日 3つの数の計算

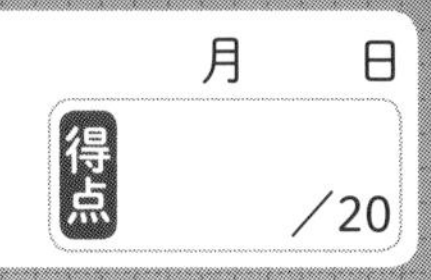

次の計算をしましょう。

1 $4 + 6 - 3 = \square$

2 $8 - 2 + 1 = \square$

3 $1 + 7 + 4 = \square$

4 $29 + 1 - 2 = \square$

5 $3 + 8 - 5 = \square$

6 $9 - 1 - 6 = \square$

7 $2 + 7 + 7 = \square$

8 $16 + 2 + 3 = \square$

9 $7 + 4 - 9 = \square$

10 $4 - 3 + 1 = \square$

11 $11 - 6 + 2 = \square$

12 $12 - 3 - 8 = \square$

13 $5 + 2 + 1 = \square$

14 $17 + 4 + 4 = \square$

15 $5 + 5 - 6 = \square$

16 $8 - 6 - 1 = \square$

17 $10 - 9 + 2 = \square$

18 $14 + 1 - 7 = \square$

19 $9 - 7 + 6 = \square$

20 $6 - 3 - 2 = \square$

70日の答え ▶ 1 12、10、22 2 11、15、17 3 15、22、25 4 8、16 5 2、9、3、14 6 1、3、11
上→下、左→右の順

73日 タテヨコ計算

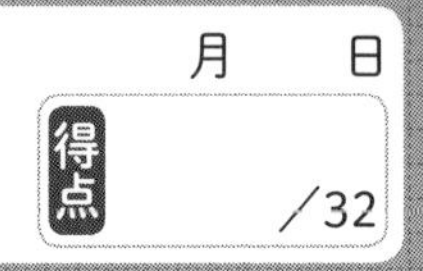

タテとヨコ、それぞれの計算式を解きましょう。

1

15	+	4	=	❶ □
−		−		
8	÷	2	=	❷ □
=		=		
❸ □		❹ □		

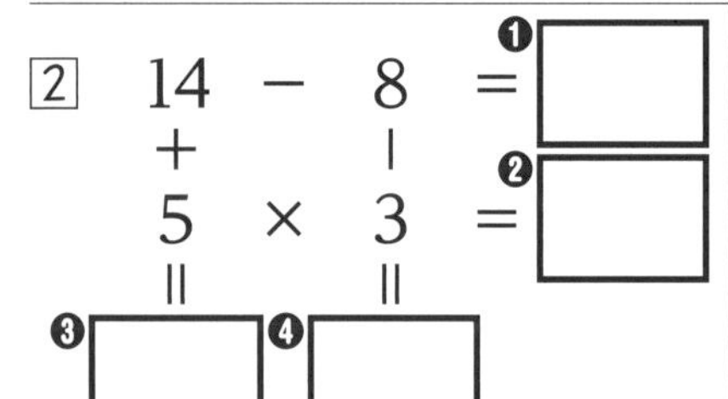

2

14	−	8	=	❶ □
+		−		
5	×	3	=	❷ □
=		=		
❸ □		❹ □		

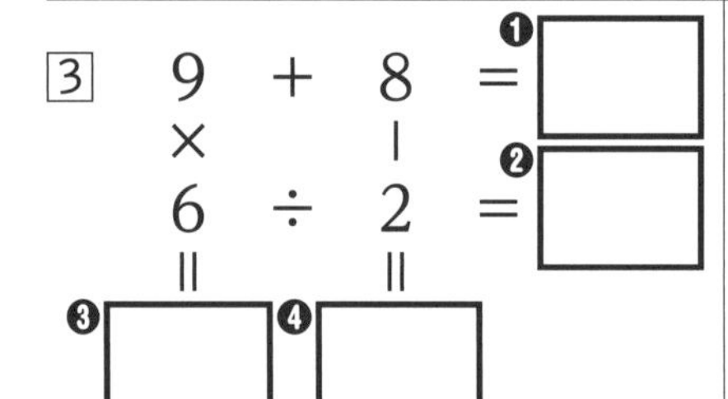

3

9	+	8	=	❶ □
×		−		
6	÷	2	=	❷ □
=		=		
❸ □		❹ □		

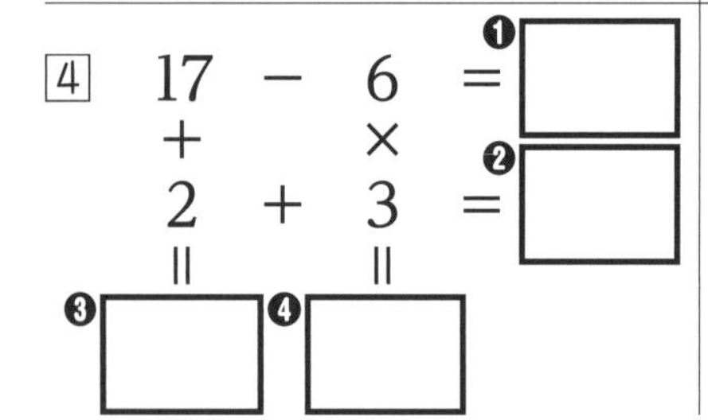

4

17	−	6	=	❶ □
+		×		
2	+	3	=	❷ □
=		=		
❸ □		❹ □		

5

13	−	7	=	❶ □
+		×		
6	−	2	=	❷ □
=		=		
❸ □		❹ □		

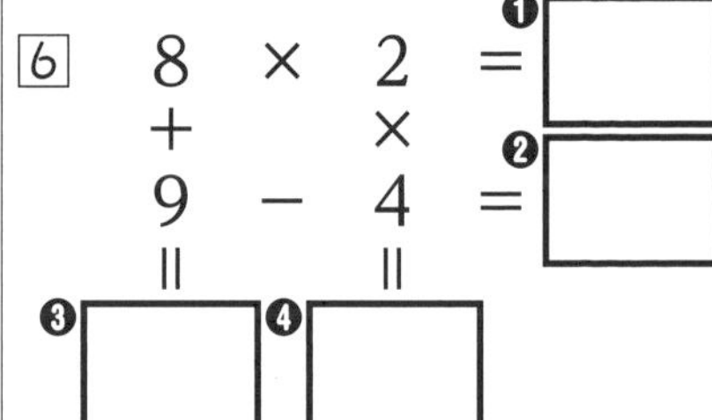

6

8	×	2	=	❶ □
+		×		
9	−	4	=	❷ □
=		=		
❸ □		❹ □		

7

24	÷	6	=	❶ □
÷		+		
8	−	4	=	❷ □
=		=		
❸ □		❹ □		

8

12	+	3	=	❶ □
÷		×		
3	+	7	=	❷ □
=		=		
❸ □		❹ □		

71日の答え ▶ 1 63　2 11　3 7　4 21　5 16　6 9　7 3　8 7　9 10　10 9
11 2　12 3　13 5　14 8　15 6　16 9　17 5　18 24　19 6　20 9

74日 2つの数と3つの数の計算

月　日

得点　／20

次の計算をしましょう。

1 $3 + 3 =$ □

2 $3 \times 4 =$ □

3 $7 + 8 - 1 =$ □

4 $12 - 1 + 9 =$ □

5 $72 \div 8 =$ □

6 $12 - 3 + 7 =$ □

7 $2 + 5 + 9 =$ □

8 $9 \times 5 =$ □

9 $28 \div 4 =$ □

10 $7 + 1 - 2 =$ □

11 $8 + 4 + 3 =$ □

12 $5 \times 8 =$ □

13 $9 - 4 + 6 =$ □

14 $3 + 7 - 5 =$ □

15 $1 + 6 =$ □

16 $12 + 6 + 6 =$ □

17 $6 \times 6 =$ □

18 $27 - 2 =$ □

19 $9 \div 3 =$ □

20 $19 - 4 - 6 =$ □

72日の答え ▶ 1 7　2 7　3 12　4 28　5 6　6 2　7 16　8 21　9 2　10 2
11 7　12 1　13 8　14 25　15 4　16 1　17 3　18 8　19 8　20 1

75日 ご石の数

月　日

得点　／12

①ご石全体の数→②白のご石の数→③黒のご石の数の順に計算しましょう。

1

①ご石全体　____ × ____ ＝（　　）個

②白のご石　____ × ____ ＝（　　）個

③黒のご石　全体の数（　　）－白の数（　　）＝［　　］個

2

①ご石全体　____ × ____ ＝（　　）個

②白のご石　____ × ____ ＝（　　）個

③黒のご石　全体の数（　　）－白の数（　　）＝［　　］個

3

①ご石全体　____ × ____ ＝（　　）個

②白のご石　____ × ____ ＝（　　）個

③黒のご石　全体の数（　　）－白の数（　　）＝［　　］個

4

①ご石全体　____ × ____ ＝（　　）個

②白のご石　____ × ____ ＝（　　）個

③黒のご石　全体の数（　　）－白の数（　　）＝［　　］個

73日の答え ▶ 1 ❶19 ❷4 ❸7 ❹2　2 ❶6 ❷15 ❸19 ❹5　3 ❶17 ❷3 ❸54 ❹6　4 ❶11 ❷5 ❸19 ❹18　5 ❶6 ❷4 ❸19 ❹14　6 ❶16 ❷5 ❸17 ❹8　7 ❶4 ❷4 ❸3 ❹10　8 ❶15 ❷10 ❸4 ❹21

76日 3つの穴あき計算

解き方は 13 ページ。

月　日

得点　／30

3つの式の答えが同じになるように、□にあてはまる数を書きましょう。

1　$18 \div 2 =$ ❶□ $= 12 -$ ❷□ $=$ ❸□ $\times 3$

2　$2 \times 4 =$ ❶□ $= 16 \div$ ❷□ $=$ ❸□ $- 5$

3　$12 - 7 =$ ❶□ $= 8 -$ ❷□ $=$ ❸□ $+ 2$

4　$14 \div 2 =$ ❶□ $= 15 -$ ❷□ $=$ ❸□ $+ 1$

5　$36 \div 6 =$ ❶□ $= 18 \div$ ❷□ $=$ ❸□ $+ 2$

6　$8 + 3 =$ ❶□ $= 16 -$ ❷□ $=$ ❸□ $+ 7$

7　$9 + 6 =$ ❶□ $= 3 \times$ ❷□ $=$ ❸□ $+ 8$

8　$7 + 3 =$ ❶□ $= 15 -$ ❷□ $=$ ❸□ $+ 6$

9　$3 \times 4 =$ ❶□ $= 18 -$ ❷□ $=$ ❸□ $\times 2$

10　$6 - 2 =$ ❶□ $= 11 -$ ❷□ $=$ ❸□ $+ 3$

74日の答え ▶ 1 6　2 12　3 14　4 20　5 9　6 16　7 16　8 45　9 7　10 6
11 15　12 40　13 11　14 5　15 7　16 24　17 36　18 25　19 3　20 9

77日 3つの数の計算

月　日

得点　／20

次の計算をしましょう。

1 $5 - 1 + 4 =$ □

2 $7 + 9 + 1 =$ □

3 $13 - 7 - 3 =$ □

4 $11 - 3 - 2 =$ □

5 $9 + 8 - 5 =$ □

6 $3 + 6 + 3 =$ □

7 $28 + 1 - 4 =$ □

8 $14 + 5 + 3 =$ □

9 $2 + 2 + 9 =$ □

10 $14 - 6 - 3 =$ □

11 $1 + 9 + 4 =$ □

12 $5 + 5 + 5 =$ □

13 $6 - 4 + 1 =$ □

14 $10 + 2 - 6 =$ □

15 $3 + 8 - 2 =$ □

16 $12 + 7 + 2 =$ □

17 $6 - 3 + 8 =$ □

18 $8 - 2 - 2 =$ □

19 $7 + 7 - 6 =$ □

20 $9 - 4 - 1 =$ □

75日の答え ▶ 1 ① $4 \times 5 = 20$ ② $2 \times 3 = 6$ ③ $20 - 6 = 14$ 2 ① $4 \times 6 = 24$ ② $3 \times 5 = 15$ ③ $24 - 15 = 9$ 3 ① $5 \times 6 = 30$ ② $3 \times 5 = 15$ ③ $30 - 15 = 15$ 4 ① $6 \times 6 = 36$ ② $4 \times 5 = 20$ ③ $36 - 20 = 16$

78日 リレー計算

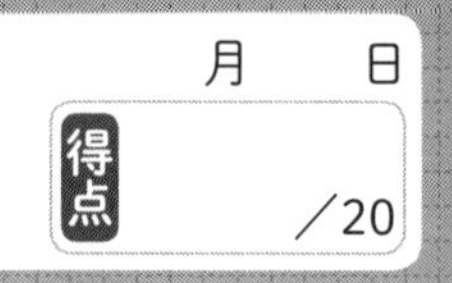

線でつながった2マスには同じ数が入ります。マスに答えを書きましょう。

1
$8 - \square = 3$
$10 \div \square = \square$

2
$2 + \square = 21$
$8 + \square = \square$

3
$5 + \square = 7$
$7 \times \square = \square$

4
$7 - \square = 3$
$24 \div \square = \square$

5
$26 - \square = 20$
$30 \div \square = \square$

6
$8 - 6 = \square$
$8 \div \square = \square$

7
$9 - 1 = \square$
$4 \times \square = \square$

8
$2 - 1 = \square$
$7 - \square = \square$

9
$9 - 4 = \square$
$15 \div \square = \square$

10
$12 + 4 = \square$
$21 - \square = \square$

76日の答え
1 ❶9 ❷3 ❸3　2 ❶8 ❷2 ❸13　3 ❶5 ❷3 ❸3　4 ❶7 ❷8 ❸6　5 ❶6 ❷3 ❸4　6 ❶11 ❷5 ❸4　7 ❶15 ❷5 ❸7　8 ❶10 ❷5 ❸4　9 ❶12 ❷6 ❸6　10 ❶4 ❷7 ❸1

79日 1つの穴あき計算

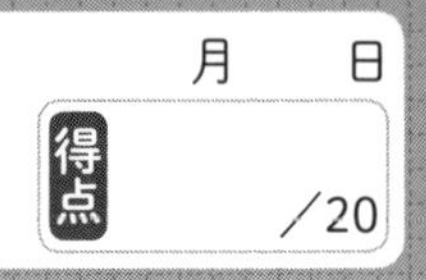

□にあてはまる数を書きましょう。

1 $\square \times 2 = 6$

2 $\square - 6 = 5$

3 $4 \times \square = 16$

4 $42 \div \square = 7$

5 $\square + 3 = 13$

6 $4 \div \square = 2$

7 $9 \times \square = 36$

8 $\square - 6 = 11$

9 $27 \div \square = 9$

10 $3 \times \square = 9$

11 $\square - 3 = 6$

12 $\square + 4 = 17$

13 $18 \div \square = 2$

14 $20 - \square = 4$

15 $\square - 1 = 3$

16 $3 + \square = 6$

17 $45 \div \square = 9$

18 $7 + \square = 14$

19 $\square \times 7 = 28$

20 $\square + 6 = 18$

77日の答え ▶ 1 8　2 17　3 3　4 6　5 12　6 12　7 25　8 22　9 13　10 5
11 14　12 15　13 3　14 6　15 9　16 21　17 11　18 4　19 8　20 4

80日 マスの数

月　日

得点　／13

マスの数をエリアごとに計算して、マスの数の合計を出しましょう。

1

＿＿ × ＿＿ ＝（　　）個
＋
＿＿ × ＿＿ ＝（　　）個
＋
＿＿ × ＿＿ ＝（　　）個
＝
●マスの数の合計 □ 個

2

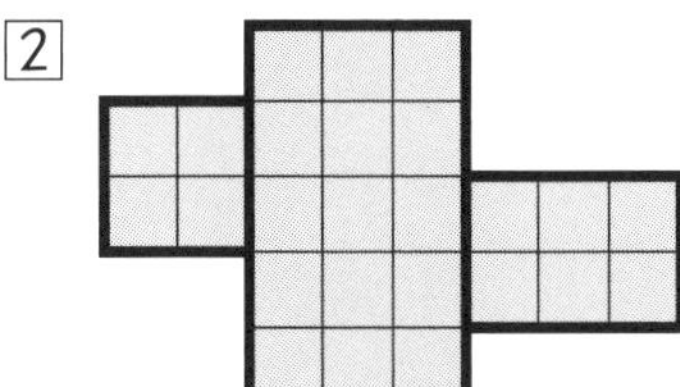

＿＿ × ＿＿ ＝（　　）個
＋
＿＿ × ＿＿ ＝（　　）個
＋
＿＿ × ＿＿ ＝（　　）個
＝
●マスの数の合計 □ 個

3

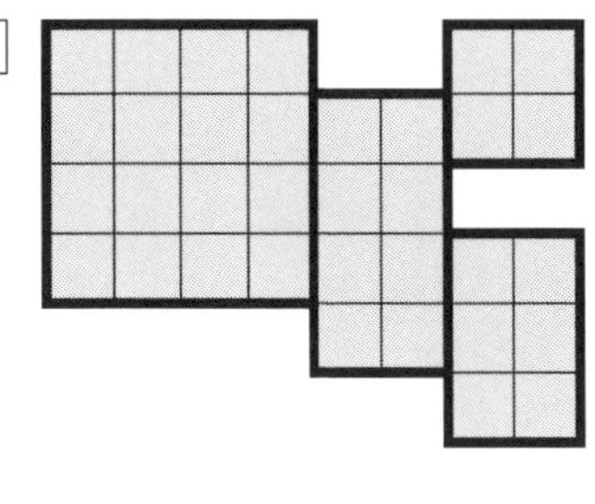

＿＿ × ＿＿ ＝（　　）個
＋
＿＿ × ＿＿ ＝（　　）個
＋
＿＿ × ＿＿ ＝（　　）個
＋
＿＿ × ＿＿ ＝（　　）個
＝
●マスの数の合計 □ 個

78日の答え ▶ 上、下の順
1 5、2　2 19、27　3 2、14　4 4、6　5 6、5
6 2、4　7 8、32　8 1、6　9 5、3　10 16、5

81日 リレー計算

月　日

得点　／20

線でつながった2マスには同じ数が入ります。マスに答えを書きましょう。

1. $12 - \square = 11$
   $4 + \square = \square$
2. $21 + \square = 23$
   $12 \div \square = \square$
3. $3 \times \square = 9$
   $9 + \square = \square$
4. $16 - \square = 11$
   $20 \div \square = \square$
5. $3 + \square = 5$
   $2 \times \square = \square$
6. $11 - 9 = \square$
   $\square \times 5 = \square$
7. $56 \div 8 = \square$
   $\square \times 6 = \square$
8. $18 + 3 = \square$
   $\square \div 7 = \square$
9. $24 - 8 = \square$
   $\square - 7 = \square$
10. $11 - 5 = \square$
    $\square \div 2 = \square$

79日の答え ▶ 1 3　2 11　3 4　4 6　5 10　6 2　7 4　8 17　9 3　10 3　11 9　12 13　13 9　14 16　15 4　16 3　17 5　18 7　19 4　20 12

82日 2つの数の計算

月　日

得点　／20

次の計算をしましょう。

1 $8 \times 4 =$ □

2 $10 - 7 =$ □

3 $6 + 2 =$ □

4 $7 - 3 =$ □

5 $16 \div 2 =$ □

6 $17 + 8 =$ □

7 $8 - 1 =$ □

8 $4 \times 6 =$ □

9 $5 - 4 =$ □

10 $5 \times 5 =$ □

11 $13 - 4 =$ □

12 $9 + 9 =$ □

13 $4 \times 9 =$ □

14 $9 - 2 =$ □

15 $3 \times 5 =$ □

16 $5 + 9 =$ □

17 $12 - 9 =$ □

18 $8 \div 4 =$ □

19 $6 \times 9 =$ □

20 $18 - 4 =$ □

80日の答え ▶ 1 4×2＝8、2×2＝4、3×3＝9、21　2 2×2＝4、5×3＝15、2×3＝6、25　3 4×4＝16、4×2＝8、2×2＝4、3×2＝6、34

83日 1つの穴あき計算

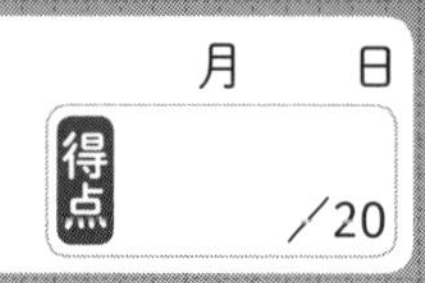

□にあてはまる数を書きましょう。

1 $\square + 4 = 10$

2 $\square - 2 = 1$

3 $11 + \square = 13$

4 $2 \times \square = 16$

5 $\square \div 4 = 4$

6 $\square + 8 = 15$

7 $8 \div \square = 4$

8 $14 \div \square = 2$

9 $3 \times \square = 18$

10 $\square - 1 = 20$

11 $\square + 5 = 6$

12 $21 \div \square = 7$

13 $8 \times \square = 48$

14 $18 - \square = 12$

15 $4 \div \square = 1$

16 $\square - 6 = 9$

17 $32 \div \square = 4$

18 $\square + 3 = 22$

19 $\square \times 9 = 27$

20 $\square - 5 = 7$

81日の答え ▶ 上、下の順
1 1、5　2 2、6　3 3、12　4 5、4　5 2、4
6 2、10　7 7、42　8 21、3　9 16、9　10 6、3

84日 3つの数の計算

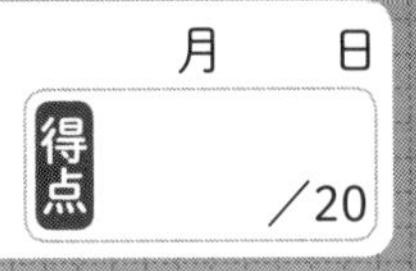

次の計算をしましょう。

1 $1+9-8=$ □

2 $9+4-5=$ □

3 $10+2-9=$ □

4 $5+3-7=$ □

5 $14-2+8=$ □

6 $8-5-1=$ □

7 $3+7-2=$ □

8 $15-1+9=$ □

9 $6-2+8=$ □

10 $11-4-3=$ □

11 $2+1+5=$ □

12 $14-6+2=$ □

13 $5+1-4=$ □

14 $3+8+4=$ □

15 $13-9+1=$ □

16 $2+6-7=$ □

17 $6-4+2=$ □

18 $15-6+1=$ □

19 $29-3-6=$ □

20 $4+1-3=$ □

82日の答え ▶ 1 32　2 3　3 8　4 4　5 8　6 25　7 7　8 24　9 1　10 25　11 9　12 18　13 36　14 7　15 15　16 14　17 3　18 2　19 54　20 14

85日 ツリーたし算

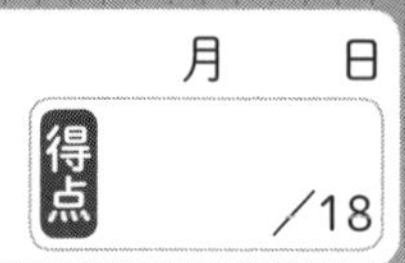

線でつながったマスをたし算します。□に合う数を書きましょう。

1 9 2 6

【解き方】
2＋6の答え

2 8 4 4 9

3 8 3 4 7

4 7 4 20

5 6 14 15 23

6 5 8 11 22

83日の答え ▶ 1 6 2 3 3 2 4 8 5 16 6 7 7 2 8 7 9 6 10 21 11 1 12 3 13 6 14 6 15 4 16 15 17 8 18 19 19 3 20 12

86日 リレー計算

月　日

得点　／20

線でつながった2マスには同じ数が入ります。マスに答えを書きましょう。

1
$7 - \square = 1$
$5 \times \square = \square$

2
$6 + \square = 11$
$40 \div \square = \square$

3
$11 + \square = 13$
$3 - \square = \square$

4
$7 - \square = 3$
$10 - \square = \square$

5
$8 - \square = 1$
$28 \div \square = \square$

6
$5 + 3 = \square$
$13 - \square = \square$

7
$2 + 2 = \square$
$20 \div \square = \square$

8
$23 - 7 = \square$
$3 + \square = \square$

9
$6 - 4 = \square$
$18 \div \square = \square$

10
$4 \times 2 = \square$
$25 - \square = \square$

84日の答え ▶ 1 2　2 8　3 3　4 1　5 20　6 2　7 8　8 23　9 12　10 4　11 8　12 10　13 2　14 15　15 5　16 1　17 4　18 10　19 20　20 2

87日 3つの数の計算

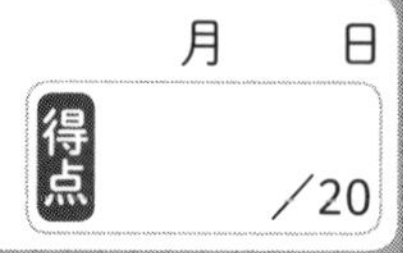

次の計算をしましょう。

1. $8 + 2 + 2 =$ □
2. $14 - 7 - 6 =$ □
3. $4 - 3 + 7 =$ □
4. $9 + 9 + 2 =$ □
5. $23 - 1 + 4 =$ □
6. $1 + 4 - 3 =$ □
7. $5 - 1 + 7 =$ □
8. $7 - 4 - 1 =$ □
9. $22 + 8 - 5 =$ □
10. $12 + 5 + 3 =$ □
11. $8 - 4 - 1 =$ □
12. $11 + 2 - 8 =$ □
13. $6 + 3 + 5 =$ □
14. $10 + 6 - 7 =$ □
15. $4 + 7 - 9 =$ □
16. $8 - 3 - 1 =$ □
17. $9 + 6 - 2 =$ □
18. $17 - 2 + 8 =$ □
19. $3 + 8 - 7 =$ □
20. $6 + 1 + 3 =$ □

85日の答え ▶ 1 8、17　2 12、8、20、29　3 11、15、22
4 9、11　5 1、8、8　6 3、8、3、19
上→下、左→右の順

88日 1つの穴あき計算

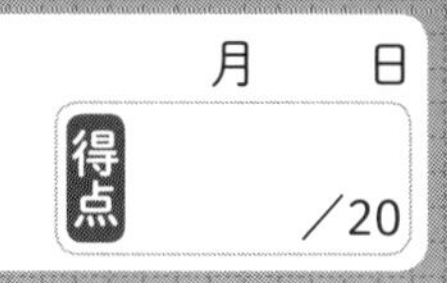

□にあてはまる数を書きましょう。

1 $16 \div \square = 4$

2 $\square \times 7 = 42$

3 $2 + \square = 7$

4 $\square + 9 = 16$

5 $\square - 6 = 5$

6 $28 \div \square = 7$

7 $\square \times 8 = 48$

8 $\square + 4 = 5$

9 $11 - \square = 4$

10 $\square + 9 = 11$

11 $\square \div 3 = 6$

12 $12 \div \square = 4$

13 $\square + 1 = 4$

14 $9 \times \square = 36$

15 $5 - \square = 2$

16 $6 + \square = 14$

17 $\square - 6 = 11$

18 $\square - 2 = 4$

19 $3 \times \square = 24$

20 $5 \times \square = 35$

86日の答え ▶ 上、下の順
1 6、30　2 5、8　3 2、1　4 4、6　5 7、4
6 8、5　7 4、5　8 16、19　9 2、9　10 8、17

89日 2つの数と3つの数の計算

月　日

得点　／20

次の計算をしましょう。

1. 72 ÷ 9 = □
2. 1 + 4 + 1 = □
3. 5 × 8 = □
4. 14 ÷ 7 = □
5. 12 + 3 + 9 = □
6. 8 − 1 = □
7. 16 + 8 − 2 = □
8. 14 − 5 − 8 = □
9. 6 × 5 = □
10. 6 + 6 − 3 = □
11. 15 ÷ 3 = □
12. 1 + 8 = □
13. 12 + 1 + 1 = □
14. 18 − 4 = □
15. 2 × 9 = □
16. 5 + 9 − 7 = □
17. 8 × 7 = □
18. 8 − 3 + 4 = □
19. 10 ÷ 5 = □
20. 21 − 6 − 2 = □

87日の答え ▶ 1 12　2 1　3 8　4 20　5 26　6 2　7 11　8 2　9 25　10 20
11 3　12 5　13 14　14 9　15 2　16 4　17 13　18 23　19 4　20 10

90日 ご石の数

月　日

得点　／12

①ご石全体の数→②白のご石の数→③黒のご石の数の順に計算しましょう。

1

①ご石全体　＿＿ × ＿＿ ＝（　　）個

②白のご石　＿＿ × ＿＿ ＝（　　）個

③黒のご石　全体の数（　　）－ 白の数（　　）＝ □ 個

2

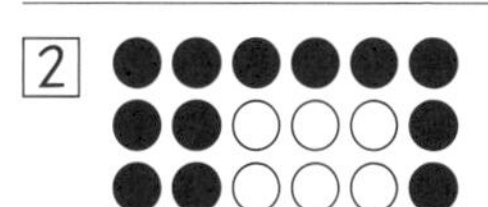

①ご石全体　＿＿ × ＿＿ ＝（　　）個

②白のご石　＿＿ × ＿＿ ＝（　　）個

③黒のご石　全体の数（　　）－ 白の数（　　）＝ □ 個

3

①ご石全体　＿＿ × ＿＿ ＝（　　）個

②白のご石　＿＿ × ＿＿ ＝（　　）個

③黒のご石　全体の数（　　）－ 白の数（　　）＝ □ 個

4

①ご石全体　＿＿ × ＿＿ ＝（　　）個

②白のご石　＿＿ × ＿＿ ＝（　　）個

③黒のご石　全体の数（　　）－ 白の数（　　）＝ □ 個

88日の答え ▶
1 4　2 6　3 5　4 7　5 11　6 4　7 6　8 1　9 7　10 2
11 18　12 3　13 3　14 4　15 3　16 8　17 17　18 6　19 8　20 7

91日 3つの穴あき計算

解き方は13ページ。

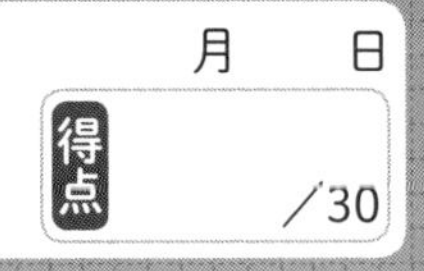

3つの式の答えが同じになるように、□にあてはまる数を書きましょう。

1. $2 + 7 =$ ❶□ $= 3 \times$ ❷□ $=$ ❸□ $+ 5$
2. $8 - 4 =$ ❶□ $= 2 +$ ❷□ $=$ ❸□ $\times 4$
3. $4 \times 2 =$ ❶□ $= 9 -$ ❷□ $=$ ❸□ $+ 6$
4. $12 \div 6 =$ ❶□ $= 5 -$ ❷□ $=$ ❸□ $+ 1$
5. $7 + 6 =$ ❶□ $= 16 -$ ❷□ $=$ ❸□ $+ 2$
6. $3 + 9 =$ ❶□ $= 4 \times$ ❷□ $=$ ❸□ $\times 2$
7. $2 \times 8 =$ ❶□ $= 11 +$ ❷□ $=$ ❸□ $\times 4$
8. $15 - 7 =$ ❶□ $= 16 -$ ❷□ $=$ ❸□ $+ 3$
9. $13 + 5 =$ ❶□ $= 3 \times$ ❷□ $=$ ❸□ $+ 8$
10. $5 + 6 =$ ❶□ $= 14 -$ ❷□ $=$ ❸□ $- 1$

89日の答え ▶ 1 8　2 6　3 40　4 2　5 24　6 7　7 22　8 1　9 30　10 9
11 5　12 9　13 14　14 14　15 18　16 7　17 56　18 9　19 2　20 13

92日 2つの数の計算

月　日

得点　／20

次の計算をしましょう。

1 $18 \div 3 =$ □

2 $9 + 2 =$ □

3 $12 - 9 =$ □

4 $9 \times 7 =$ □

5 $7 - 2 =$ □

6 $1 + 6 =$ □

7 $19 - 2 =$ □

8 $4 \times 7 =$ □

9 $48 \div 8 =$ □

10 $6 \times 9 =$ □

11 $8 \div 4 =$ □

12 $11 - 3 =$ □

13 $3 + 7 =$ □

14 $5 \times 6 =$ □

15 $19 - 8 =$ □

16 $8 - 1 =$ □

17 $8 \times 8 =$ □

18 $24 \div 4 =$ □

19 $5 \times 9 =$ □

20 $14 \div 2 =$ □

90日の答え ▶ 1 ① $5 \times 5 = 25$ ② $4 \times 4 = 16$ ③ $25 - 16 = 9$ 2 ① $4 \times 6 = 24$ ② $3 \times 3 = 9$ ③ $24 - 9 = 15$ 3 ① $6 \times 5 = 30$ ② $5 \times 4 = 20$ ③ $30 - 20 = 10$ 4 ① $6 \times 6 = 36$ ② $2 \times 5 = 10$ ③ $36 - 10 = 26$

93日 タテヨコ計算

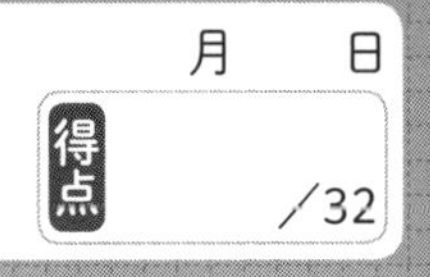

タテとヨコ、それぞれの計算式を解きましょう。

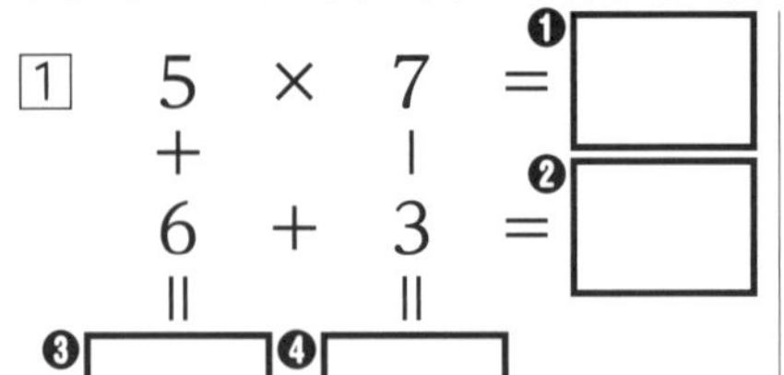

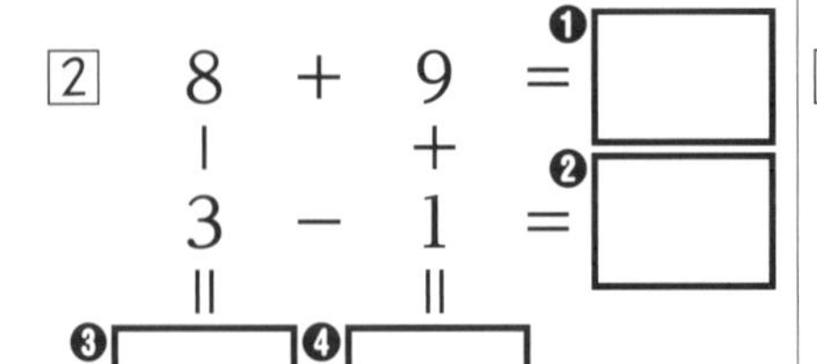

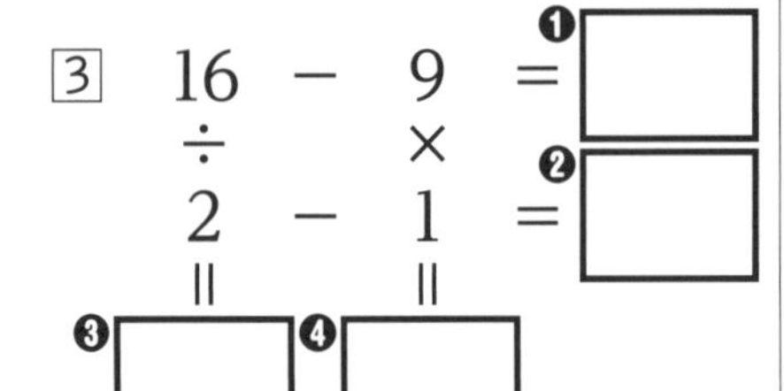

4

12	+	7	= ❶
÷		−	
6	×	6	= ❷
= ❸		= ❹	

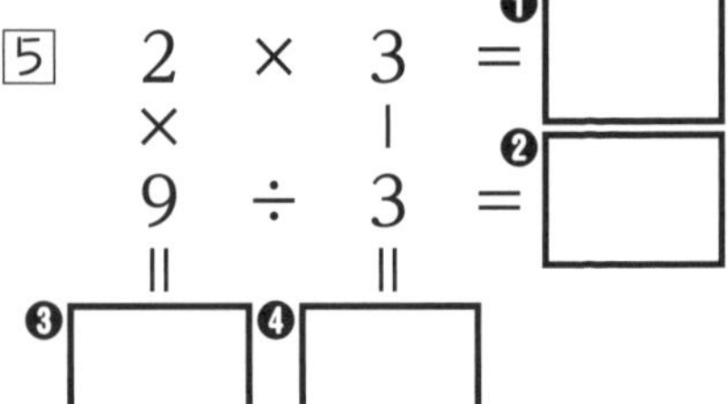

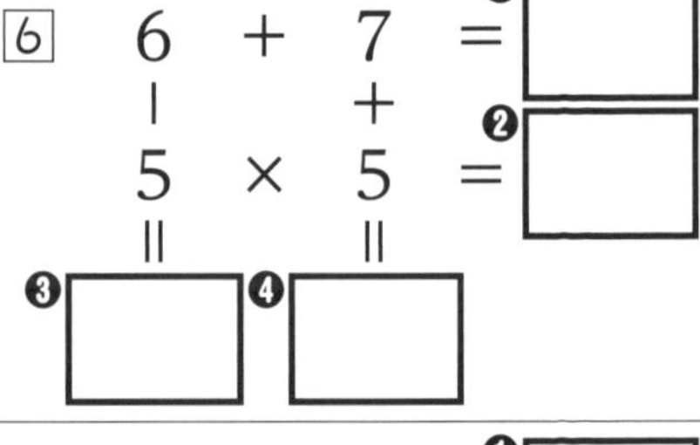

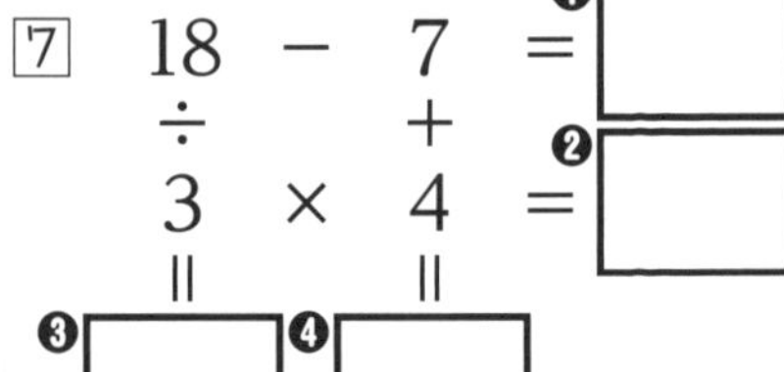

8

3	+	4	= ❶
×		−	
8	−	2	= ❷
= ❸		= ❹	

91日の答え ▶ 1 ❶9 ❷3 ❸4　2 ❶4 ❷2 ❸1　3 ❶8 ❷1 ❸2　4 ❶2 ❷3 ❸1　5 ❶13 ❷3 ❸11　6 ❶12 ❷3 ❸6　7 ❶16 ❷5 ❸4　8 ❶8 ❷8 ❸5　9 ❶18 ❷6 ❸10　10 ❶11 ❷3 ❸12

94日 3つの数の計算

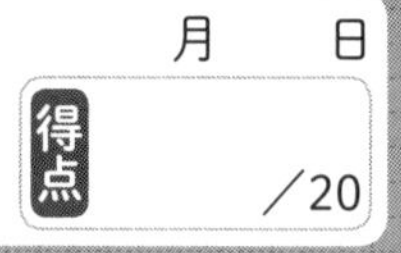

次の計算をしましょう。

1. $6 + 8 - 5 =$ □
2. $12 - 7 + 1 =$ □
3. $28 - 6 + 4 =$ □
4. $9 - 4 + 2 =$ □
5. $1 + 3 + 1 =$ □
6. $21 + 1 - 7 =$ □
7. $2 + 4 - 3 =$ □
8. $5 + 8 + 6 =$ □
9. $15 - 2 - 3 =$ □
10. $7 - 5 + 6 =$ □
11. $3 + 6 - 1 =$ □
12. $10 - 7 - 2 =$ □
13. $9 + 8 - 5 =$ □
14. $8 + 3 - 8 =$ □
15. $4 + 1 + 2 =$ □
16. $3 + 9 + 9 =$ □
17. $6 - 2 - 3 =$ □
18. $23 - 5 - 8 =$ □
19. $14 + 9 - 4 =$ □
20. $7 + 1 + 7 =$ □

92日の答え ▶ 1 6　2 11　3 3　4 63　5 5　6 7　7 17　8 28　9 6　10 54
11 2　12 8　13 10　14 30　15 11　16 7　17 64　18 6　19 45　20 7

95日 マスの数

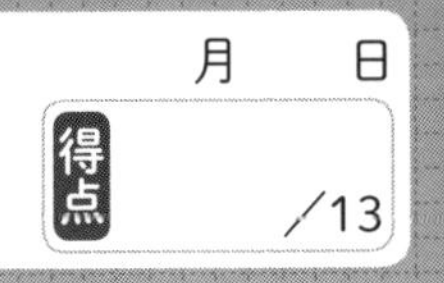

マスの数をエリアごとに計算して、マスの数の合計を出しましょう。

1

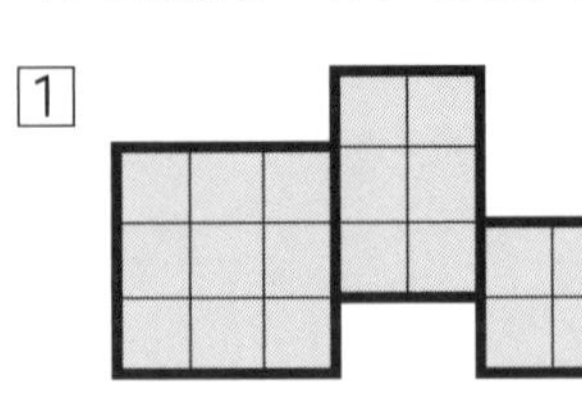

＿＿＿ × ＿＿＿ ＝（　　）個
＋
＿＿＿ × ＿＿＿ ＝（　　）個
＋
＿＿＿ × ＿＿＿ ＝（　　）個
＝

●マスの数の合計 □ 個

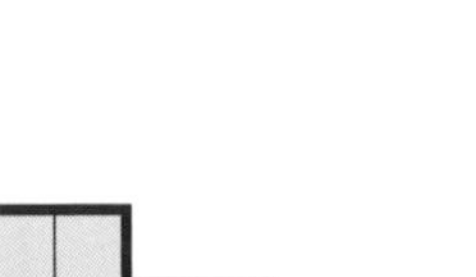

2

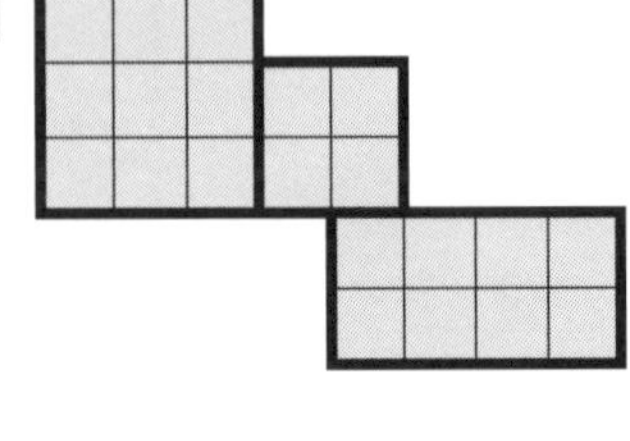

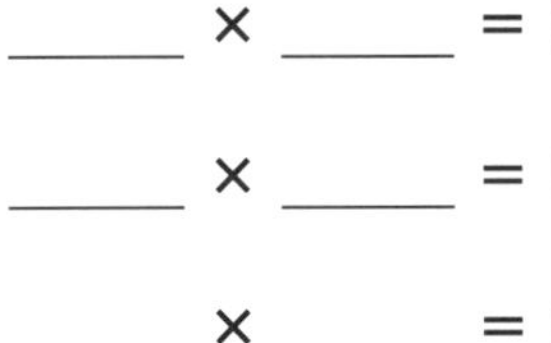

＿＿＿ × ＿＿＿ ＝（　　）個
＋
＿＿＿ × ＿＿＿ ＝（　　）個
＋
＿＿＿ × ＿＿＿ ＝（　　）個
＝

●マスの数の合計 □ 個

3

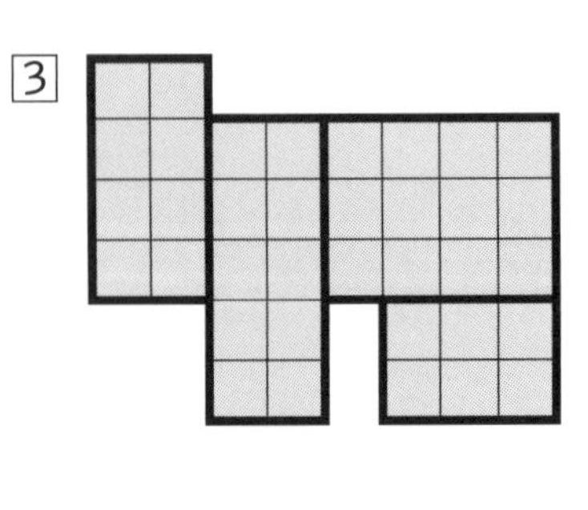

＿＿＿ × ＿＿＿ ＝（　　）個
＋
＿＿＿ × ＿＿＿ ＝（　　）個
＋
＿＿＿ × ＿＿＿ ＝（　　）個
＋
＿＿＿ × ＿＿＿ ＝（　　）個
＝

●マスの数の合計 □ 個

93日の答え ▶ 1 ❶35 ❷9 ❸11 ❹4　2 ❶17 ❷2 ❸5 ❹10　3 ❶7 ❷1 ❸8 ❹9　4 ❶19 ❷36 ❸2 ❹1　5 ❶6 ❷3 ❸18 ❹0　6 ❶13 ❷25 ❸1 ❹12　7 ❶11 ❷12 ❸6 ❹11　8 ❶7 ❷6 ❸24 ❹2

96日 1つの穴あき計算

月　日

得点　／20

□にあてはまる数を書きましょう。

1 $9 + \square = 15$

2 $\square - 4 = 1$

3 $2 \times \square = 4$

4 $\square \div 5 = 5$

5 $\square \div 3 = 8$

6 $6 - \square = 5$

7 $\square \times 7 = 42$

8 $\square - 9 = 1$

9 $21 \div \square = 3$

10 $22 - \square = 14$

11 $8 + \square = 9$

12 $\square + 2 = 17$

13 $\square - 2 = 6$

14 $12 \div \square = 3$

15 $2 \times \square = 14$

16 $\square \times 6 = 54$

17 $\square + 9 = 14$

18 $64 \div \square = 8$

19 $\square \div 2 = 8$

20 $\square + 7 = 8$

94日の答え ▶ 1 9　2 6　3 26　4 7　5 5　6 15　7 3　8 19　9 10　10 8
11 8　12 1　13 12　14 3　15 7　16 21　17 1　18 10　19 19　20 15

97日 リレー計算

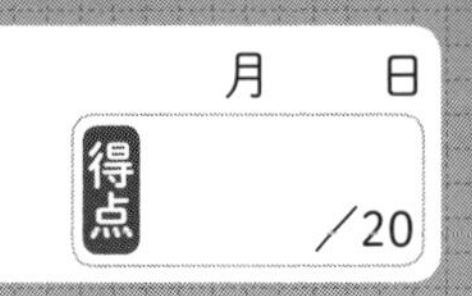

線でつながった2マスには同じ数が入ります。マスに答えを書きましょう。

1 $25 - \square = 11$

$\square + 6 = \square$

2 $56 \div \square = 8$

$\square - 5 = \square$

3 $3 + \square = 8$

$\square \times 4 = \square$

4 $20 - \square = 8$

$\square + 1 = \square$

5 $11 + \square = 17$

$\square \times 7 = \square$

6 $8 - 6 = \square$

$12 \div \square = \square$

7 $7 - 3 = \square$

$9 + \square = \square$

8 $12 + 6 = \square$

$21 - \square = \square$

9 $4 - 1 = \square$

$3 \times \square = \square$

10 $3 + 3 = \square$

$18 \div \square = \square$

95日の答え ▶ 1 3×3＝9、3×2＝6、2×2＝4、19 2 3×3＝9、2×2＝4、2×4＝8、21 3 4×2＝8、5×2＝10、3×4＝12、2×3＝6、36

98日 2つの数と3つの数の計算

月　日

得点　／20

次の計算をしましょう。

1　$2 + 5 + 7 =$ □

2　$5 \times 3 =$ □

3　$27 + 1 - 3 =$ □

4　$54 \div 9 =$ □

5　$35 \div 5 =$ □

6　$14 \div 2 =$ □

7　$5 \times 8 =$ □

8　$17 - 2 - 2 =$ □

9　$8 - 4 + 9 =$ □

10　$6 \times 6 =$ □

11　$8 \div 2 =$ □

12　$9 - 3 + 2 =$ □

13　$5 + 7 - 6 =$ □

14　$27 \div 3 =$ □

15　$1 + 5 + 4 =$ □

16　$11 - 1 + 8 =$ □

17　$9 \times 9 =$ □

18　$17 + 7 - 2 =$ □

19　$4 \times 7 =$ □

20　$13 - 8 + 1 =$ □

96日の答え▶ 1 6　2 5　3 2　4 25　5 24　6 1　7 6　8 10　9 7　10 8
11 1　12 15　13 8　14 4　15 7　16 9　17 5　18 8　19 16　20 1

99日 3つの穴あき計算

解き方は13ページ。

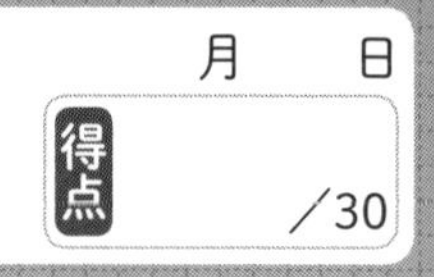

3つの式の答えが同じになるように、□にあてはまる数を書きましょう。

[1] $3 \times 5 =$ ❶□ $= 17 -$ ❷□ $=$ ❸□ $+ 6$

[2] $13 - 9 =$ ❶□ $= 8 \div$ ❷□ $=$ ❸□ $- 2$

[3] $2 \times 8 =$ ❶□ $= 18 -$ ❷□ $=$ ❸□ $\times 4$

[4] $7 - 1 =$ ❶□ $= 2 +$ ❷□ $=$ ❸□ $+ 3$

[5] $5 + 4 =$ ❶□ $= 12 -$ ❷□ $=$ ❸□ $+ 2$

[6] $2 + 3 =$ ❶□ $= 10 \div$ ❷□ $=$ ❸□ $+ 1$

[7] $18 \div 2 =$ ❶□ $= 18 -$ ❷□ $=$ ❸□ $+ 3$

[8] $3 + 7 =$ ❶□ $= 20 \div$ ❷□ $=$ ❸□ $+ 4$

[9] $7 + 6 =$ ❶□ $= 16 -$ ❷□ $=$ ❸□ $+ 5$

[10] $6 \times 2 =$ ❶□ $= 4 \times$ ❷□ $=$ ❸□ $+ 7$

97日の答え ▶ 上、下の順
[1] 14、20 [2] 7、2 [3] 5、20 [4] 12、13 [5] 6、42
[6] 2、6 [7] 4、13 [8] 18、3 [9] 3、9 [10] 6、3

100日 ツリーたし算

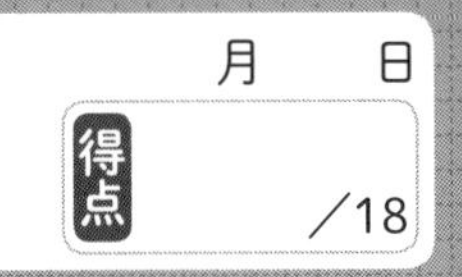

線でつながったマスをたし算します。□に合う数を書きましょう。

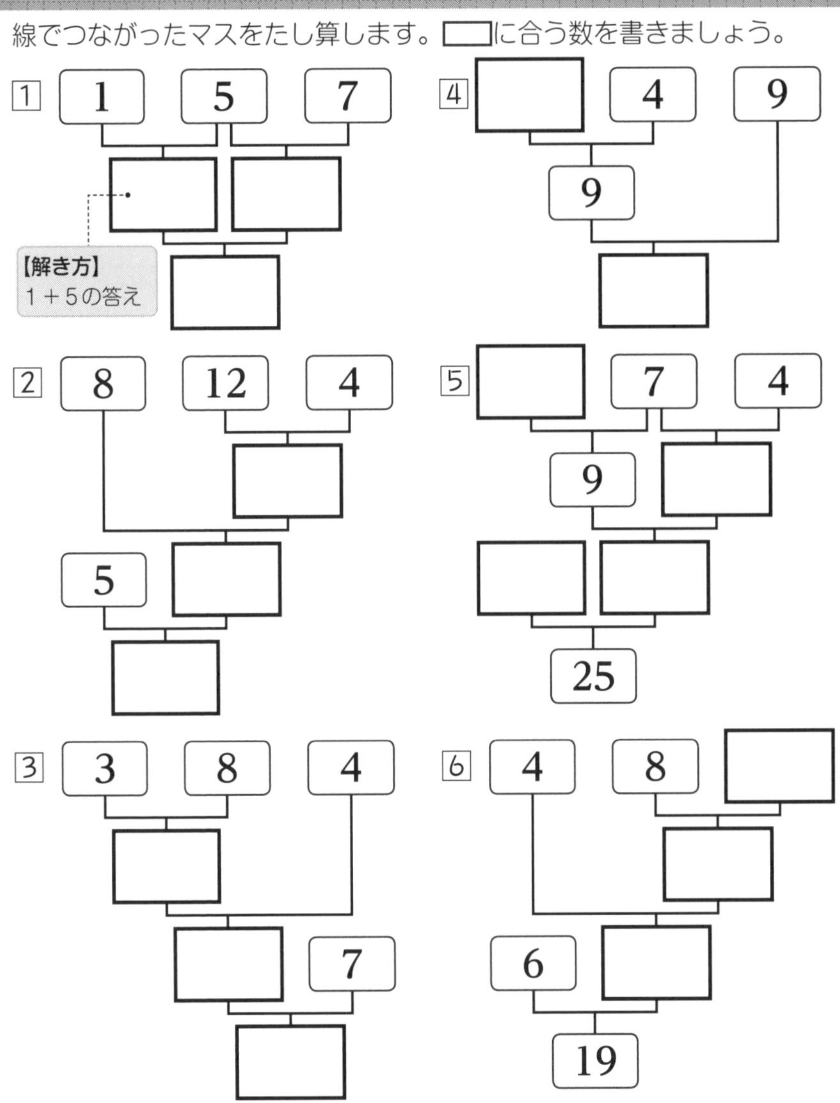

98日の答え ▶ 1 14 2 15 3 25 4 6 5 7 6 7 7 40 8 13 9 13 10 36 11 4 12 8 13 6 14 9 15 10 16 18 17 81 18 22 19 28 20 6

101日 2つの数の計算

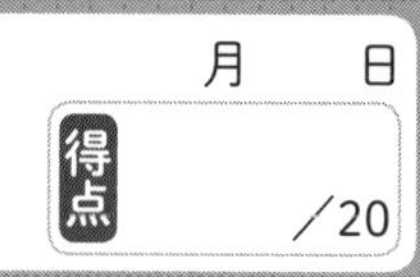

次の計算をしましょう。

1 $17 - 1 =$ □

2 $2 \times 8 =$ □

3 $18 + 9 =$ □

4 $11 - 7 =$ □

5 $12 + 8 =$ □

6 $36 \div 6 =$ □

7 $1 + 4 =$ □

8 $3 \times 7 =$ □

9 $22 - 8 =$ □

10 $36 \div 9 =$ □

11 $8 \times 6 =$ □

12 $63 \div 9 =$ □

13 $12 + 1 =$ □

14 $2 + 5 =$ □

15 $4 \div 2 =$ □

16 $10 - 1 =$ □

17 $17 + 6 =$ □

18 $12 \div 2 =$ □

19 $4 \times 4 =$ □

20 $72 \div 8 =$ □

99日の答え ▶ 1 ❶15 ❷2 ❸9 2 ❶4 ❷2 ❸6 3 ❶16 ❷2 ❸4 4 ❶6 ❷4 ❸3 5 ❶9 ❷3 ❸7 6 ❶5 ❷2 ❸4 7 ❶9 ❷9 ❸6 8 ❶10 ❷2 ❸6 9 ❶13 ❷3 ❸8 10 ❶12 ❷3 ❸5

102日 1つの穴あき計算

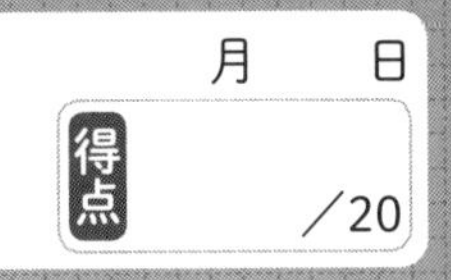

□にあてはまる数を書きましょう。

1　□ − 4 ＝ 17

2　□ × 6 ＝ 24

3　6 ＋ □ ＝ 13

4　8 − □ ＝ 7

5　□ − 8 ＝ 9

6　6 ÷ □ ＝ 3

7　13 − □ ＝ 9

8　□ ＋ 4 ＝ 12

9　3 × □ ＝ 27

10　17 − □ ＝ 13

11　□ × 6 ＝ 30

12　5 − □ ＝ 2

13　□ − 8 ＝ 6

14　7 ＋ □ ＝ 16

15　□ ＋ 2 ＝ 11

16　45 ÷ □ ＝ 9

17　7 × □ ＝ 56

18　14 ＋ □ ＝ 28

19　□ ＋ 5 ＝ 13

20　□ ＋ 7 ＝ 10

100日の答え▶ 1 6、12、18　2 16、24、29　3 11、15、22
4 5、18　5 2、11、5、20　6 1、9、13
上→下、左→右の順

103日 3つの数の計算

月　日

得点　／20

次の計算をしましょう。

1 $1 + 3 + 1 =$ □

2 $9 - 4 + 5 =$ □

3 $10 + 1 - 6 =$ □

4 $13 - 8 - 1 =$ □

5 $3 - 2 + 4 =$ □

6 $4 - 1 - 2 =$ □

7 $2 + 3 + 7 =$ □

8 $19 - 7 - 8 =$ □

9 $15 + 4 + 3 =$ □

10 $6 + 9 + 5 =$ □

11 $14 - 2 - 7 =$ □

12 $4 - 2 + 3 =$ □

13 $7 - 6 + 1 =$ □

14 $12 - 5 - 5 =$ □

15 $28 + 0 - 6 =$ □

16 $1 + 2 - 2 =$ □

17 $8 - 6 + 4 =$ □

18 $24 + 5 - 2 =$ □

19 $6 + 1 + 9 =$ □

20 $16 - 8 + 3 =$ □

101日の答え▶ 1 16　2 16　3 27　4 4　5 20　6 6　7 5　8 21　9 14　10 4
11 48　12 7　13 13　14 7　15 2　16 9　17 23　18 6　19 16　20 9

104日 タテヨコ計算

月　日

得点　／32

タテとヨコ、それぞれの計算式を解きましょう。

1

7	+	2	= ❶
−		+	
6	÷	2	= ❷
= ❸		= ❹	

2

6	×	2	= ❶
+		×	
9	−	8	= ❷
= ❸		= ❹	

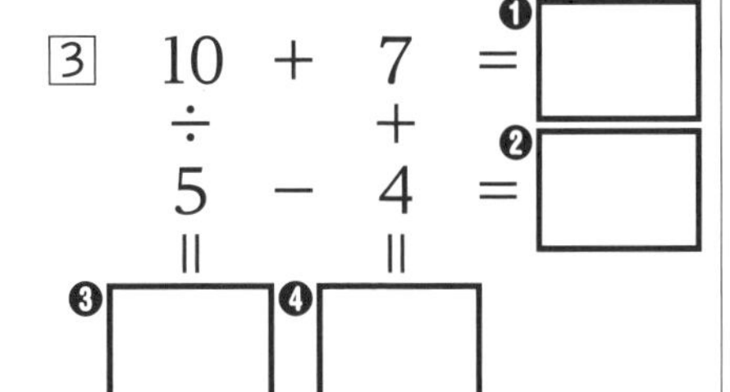

3

10	+	7	= ❶
÷		+	
5	−	4	= ❷
= ❸		= ❹	

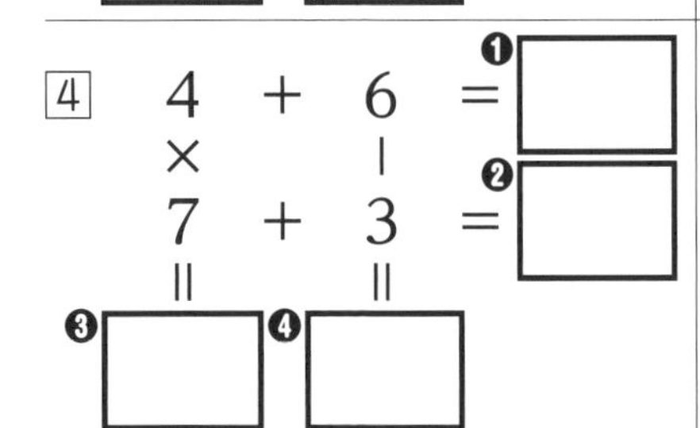

4

4	+	6	= ❶
×		−	
7	+	3	= ❷
= ❸		= ❹	

5

14	÷	7	= ❶
−		−	
5	×	2	= ❷
= ❸		= ❹	

6

12	+	5	= ❶
+		−	
6	×	3	= ❷
= ❸		= ❹	

7

2	×	9	= ❶
+		−	
9	÷	3	= ❷
= ❸		= ❹	

8

9	−	5	= ❶
×		+	
8	×	5	= ❷
= ❸		= ❹	

102日の答え▶ 1 21　2 4　3 7　4 1　5 17　6 2　7 4　8 8　9 9　10 4
11 5　12 3　13 14　14 9　15 9　16 5　17 8　18 14　19 8　20 3

105日 ご石の数

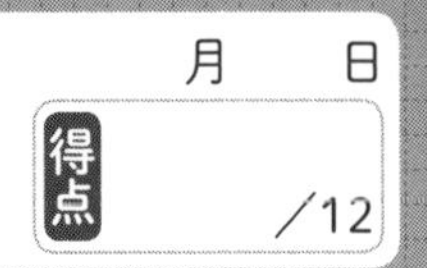

①ご石全体の数→②白のご石の数→③黒のご石の数の順に計算しましょう。

1

①ご石全体 ＿＿ × ＿＿ ＝（　　）個

②白のご石 ＿＿ × ＿＿ ＝（　　）個

③黒のご石 全体の数（　　）−白の数（　　）＝［　　］個

2

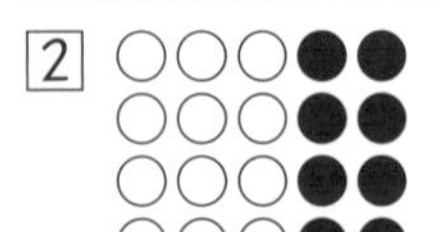

①ご石全体 ＿＿ × ＿＿ ＝（　　）個

②白のご石 ＿＿ × ＿＿ ＝（　　）個

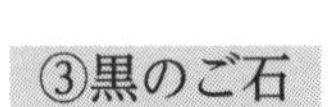

③黒のご石 全体の数（　　）−白の数（　　）＝［　　］個

3

①ご石全体 ＿＿ × ＿＿ ＝（　　）個

②白のご石 ＿＿ × ＿＿ ＝（　　）個

③黒のご石 全体の数（　　）−白の数（　　）＝［　　］個

4

①ご石全体 ＿＿ × ＿＿ ＝（　　）個

②白のご石 ＿＿ × ＿＿ ＝（　　）個

③黒のご石 全体の数（　　）−白の数（　　）＝［　　］個

103日の答え
1 5　2 10　3 5　4 4　5 5　6 1　7 12　8 4　9 22　10 20
11 5　12 5　13 2　14 2　15 22　16 1　17 6　18 27　19 16　20 11

106日 3つの数の計算

月　日

得点　／20

次の計算をしましょう。

1. 5 + 2 − 3 = □
2. 9 − 7 + 8 = □
3. 12 − 1 + 9 = □
4. 4 + 6 + 1 = □
5. 8 − 5 + 7 = □
6. 1 + 6 − 5 = □
7. 14 + 7 − 8 = □
8. 17 + 4 + 2 = □
9. 6 + 3 + 6 = □
10. 12 − 2 − 9 = □
11. 7 − 2 + 6 = □
12. 3 + 8 − 2 = □
13. 2 + 9 − 4 = □
14. 22 − 7 + 1 = □
15. 6 + 5 − 1 = □
16. 10 − 4 − 3 = □
17. 11 + 9 − 7 = □
18. 1 + 3 − 2 = □
19. 9 − 8 + 4 = □
20. 3 + 7 + 7 = □

104日の答え ▶ 1 ❶9 ❷3 ❸1 ❹4　2 ❶12 ❷1 ❸15 ❹16　3 ❶17 ❷1 ❸2 ❹11　4 ❶10 ❷10 ❸28 ❹3　5 ❶2 ❷10 ❸9 ❹5　6 ❶17 ❷18 ❸18 ❹2　7 ❶18 ❷3 ❸11 ❹6　8 ❶4 ❷40 ❸72 ❹10

107日 1つの穴あき計算

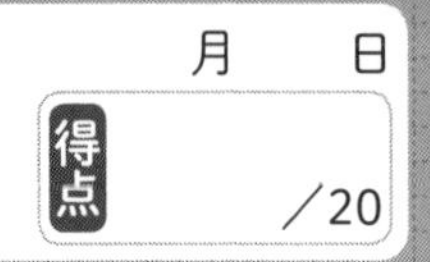

□にあてはまる数を書きましょう。

1 $11 - \square = 4$

2 $\square \div 6 = 8$

3 $\square - 3 = 1$

4 $9 - \square = 8$

5 $32 \div \square = 4$

6 $\square + 5 = 13$

7 $\square - 4 = 15$

8 $6 \times \square = 24$

9 $\square + 2 = 5$

10 $\square - 1 = 1$

11 $\square + 5 = 17$

12 $\square \div 4 = 7$

13 $4 \times \square = 16$

14 $27 \div \square = 3$

15 $14 + \square = 20$

16 $\square - 7 = 10$

17 $\square - 4 = 7$

18 $7 \times \square = 56$

19 $19 + \square = 28$

20 $14 \div \square = 7$

105日の答え▶ 1 ①4 × 5 = 20 ②3 × 4 = 12 ③20 − 12 = 8　2 ①5 × 5 = 25 ②4 × 3 = 12 ③25 − 12 = 13　3 ①6 × 4 = 24 ②4 × 3 = 12 ③24 − 12 = 12　4 ①6 × 6 = 36 ②3 × 4 = 12 ③36 − 12 = 24

108日 2つの数と3つの数の計算

月　日

得点　／20

次の計算をしましょう。

1. $17 + 9 - 6 = \square$
2. $6 - 2 + 6 = \square$
3. $6 \times 5 = \square$
4. $16 + 5 = \square$
5. $24 + 5 - 9 = \square$
6. $3 \times 3 = \square$
7. $36 \div 9 = \square$
8. $3 + 1 + 7 = \square$
9. $12 \div 2 = \square$
10. $9 - 8 + 9 = \square$
11. $7 \times 9 = \square$
12. $9 - 4 - 4 = \square$
13. $25 + 6 - 7 = \square$
14. $18 \div 3 = \square$
15. $9 + 2 = \square$
16. $4 + 2 - 1 = \square$
17. $15 + 5 = \square$
18. $49 \div 7 = \square$
19. $7 - 2 + 5 = \square$
20. $12 - 5 = \square$

106日の答え ▶ 1 4　2 10　3 20　4 11　5 10　6 2　7 13　8 23　9 15　10 1
11 11　12 9　13 7　14 16　15 10　16 3　17 13　18 2　19 5　20 17

109日 リレー計算

月　日

得点　／20

線でつながった2マスには同じ数が入ります。マスに答えを書きましょう。

1
$9 + \square = 15$
$8 - \square = \square$

2
$10 + \square = 14$
$7 \times \square = \square$

3
$12 + \square = 16$
$8 - \square = \square$

4
$27 \div \square = 9$
$17 + \square = \square$

5
$6 - \square = 4$
$12 \div \square = \square$

6
$3 + 1 = \square$
$4 \times \square = \square$

7
$8 - 3 = \square$
$10 \div \square = \square$

8
$22 - 5 = \square$
$6 + \square = \square$

9
$3 + 4 = \square$
$14 \div \square = \square$

10
$7 - 6 = \square$
$26 - \square = \square$

107日の答え▶ 1 7　2 48　3 4　4 1　5 8　6 8　7 19　8 4　9 3　10 2
11 12　12 28　13 4　14 9　15 6　16 17　17 11　18 8　19 9　20 2

110日 マスの数

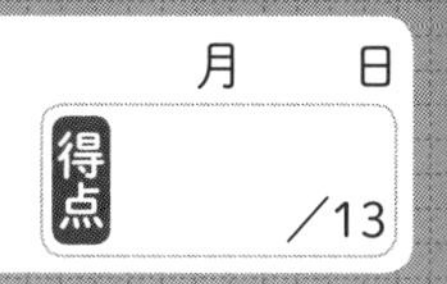

マスの数をエリアごとに計算して、マスの数の合計を出しましょう。

1

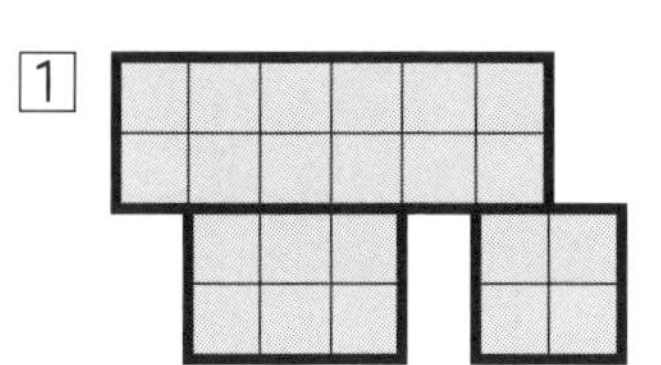

____ × ____ ＝（　　）個
＋
____ × ____ ＝（　　）個
＋
____ × ____ ＝（　　）個
＝

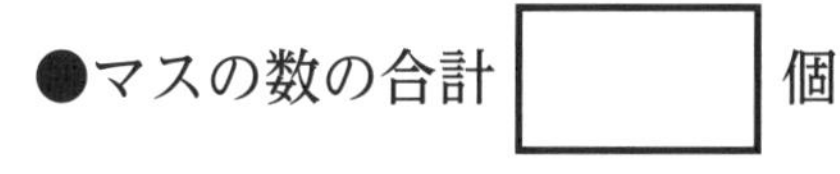

2

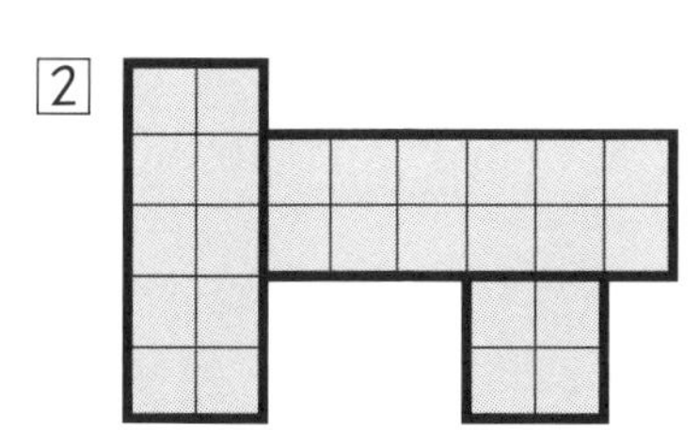

____ × ____ ＝（　　）個
＋
____ × ____ ＝（　　）個
＋
____ × ____ ＝（　　）個
＝

●マスの数の合計 □ 個

3

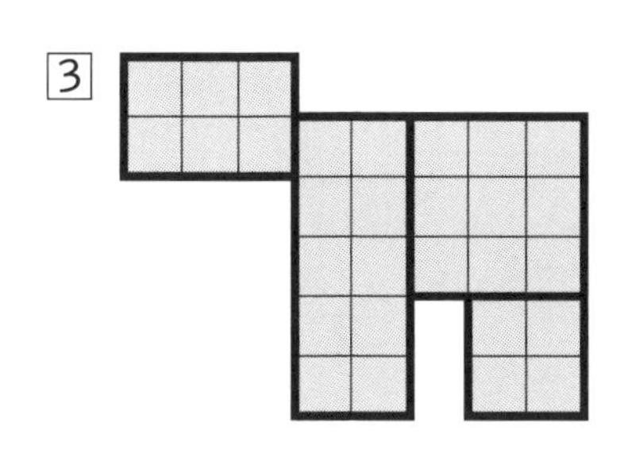

____ × ____ ＝（　　）個
＋
____ × ____ ＝（　　）個
＋
____ × ____ ＝（　　）個
＋
____ × ____ ＝（　　）個
＝

●マスの数の合計 □ 個

108日の答え ▶ 1 20　2 10　3 30　4 21　5 20　6 9　7 4　8 11　9 6　10 10
11 63　12 1　13 24　14 6　15 11　16 5　17 20　18 7　19 10　20 7

111日 1つの穴あき計算

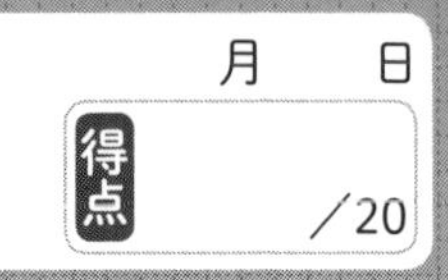

□にあてはまる数を書きましょう。

1. $9 \times \square = 63$
2. $\square \div 6 = 8$
3. $\square - 1 = 9$
4. $5 \times \square = 15$
5. $3 - \square = 1$
6. $\square - 8 = 6$
7. $3 \times \square = 21$
8. $6 - \square = 2$
9. $\square \div 3 = 6$
10. $\square \times 8 = 64$
11. $5 \times \square = 25$
12. $\square - 2 = 0$
13. $\square \div 3 = 1$
14. $24 \div \square = 6$
15. $\square - 2 = 9$
16. $\square \times 9 = 54$
17. $\square \div 6 = 6$
18. $7 \times \square = 35$
19. $17 + \square = 23$
20. $\square \times 4 = 8$

109日の答え ▶ 上、下の順
1 6、2　2 4、28　3 4、4　4 3、20　5 2、6
6 4、16　7 5、2　8 17、23　9 7、2　10 1、25

112日 2つの数と3つの数の計算

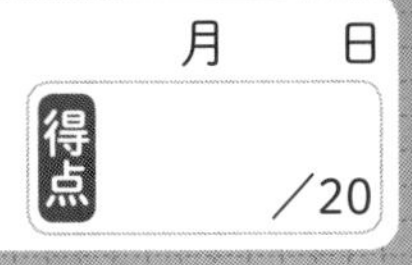

次の計算をしましょう。

1. $4 \times 3 = \square$
2. $8 + 8 - 4 = \square$
3. $7 - 2 + 6 = \square$
4. $2 \times 7 = \square$
5. $42 \div 6 = \square$
6. $3 - 1 + 8 = \square$
7. $81 \div 9 = \square$
8. $16 + 6 + 6 = \square$
9. $16 \div 8 = \square$
10. $6 \times 5 = \square$
11. $7 \times 7 = \square$
12. $12 - 6 - 4 = \square$
13. $28 \div 7 = \square$
14. $1 + 3 + 6 = \square$
15. $8 \times 3 = \square$
16. $2 - 1 + 7 = \square$
17. $26 - 8 - 7 = \square$
18. $14 - 7 = \square$
19. $7 + 2 + 2 = \square$
20. $6 \div 3 = \square$

110日の答え ▶ 1 $2 \times 6 = 12$、$2 \times 3 = 6$、$2 \times 2 = 4$、22　2 $5 \times 2 = 10$、$2 \times 6 = 12$、$2 \times 2 = 4$、26　3 $2 \times 3 = 6$、$5 \times 2 = 10$、$3 \times 3 = 9$、$2 \times 2 = 4$、29

113日 リレー計算

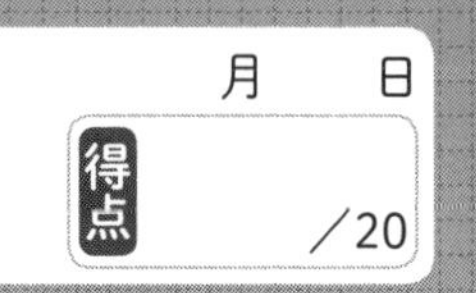

線でつながった2マスには同じ数が入ります。マスに答えを書きましょう。

1 15 − □ = 4
□ + 9 = □

2 6 − □ = 3
□ × 6 = □

3 3 + □ = 11
□ ÷ 2 = □

4 11 + □ = 20
□ − 5 = □

5 12 + □ = 16
□ × 3 = □

6 22 + 3 = □
□ ÷ 5 = □

7 19 − 3 = □
□ − 2 = □

8 8 + 8 = □
□ ÷ 4 = □

9 4 + 2 = □
□ + 3 = □

10 5 − 2 = □
□ × 8 = □

111日の答え ▶ 1 7　2 48　3 10　4 3　5 2　6 14　7 7　8 4　9 18　10 8
11 5　12 2　13 3　14 4　15 11　16 6　17 36　18 5　19 6　20 2

114日 2つの数の計算

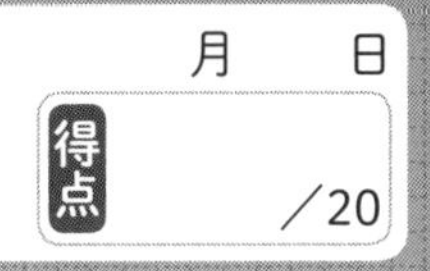

次の計算をしましょう。

1. $12 \div 6 =$ □
2. $21 \div 7 =$ □
3. $17 - 9 =$ □
4. $9 \times 3 =$ □
5. $11 + 5 =$ □
6. $7 - 2 =$ □
7. $20 \div 4 =$ □
8. $5 - 5 =$ □
9. $42 \div 7 =$ □
10. $18 - 7 =$ □
11. $7 \times 2 =$ □
12. $8 \times 6 =$ □
13. $13 - 6 =$ □
14. $5 \times 9 =$ □
15. $5 + 3 =$ □
16. $7 + 7 =$ □
17. $2 + 1 =$ □
18. $22 - 4 =$ □
19. $11 - 2 =$ □
20. $24 \div 6 =$ □

112日の答え ▶ 1 12　2 12　3 11　4 14　5 7　6 10　7 9　8 28　9 2　10 30
11 49　12 2　13 4　14 10　15 24　16 8　17 11　18 7　19 11　20 2

115日 ツリーたし算

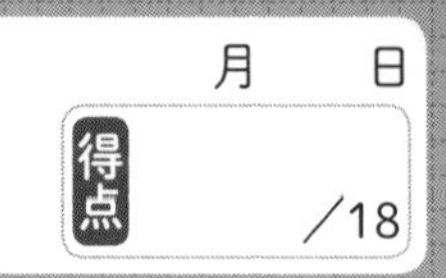

線でつながったマスをたし算します。□に合う数を書きましょう。

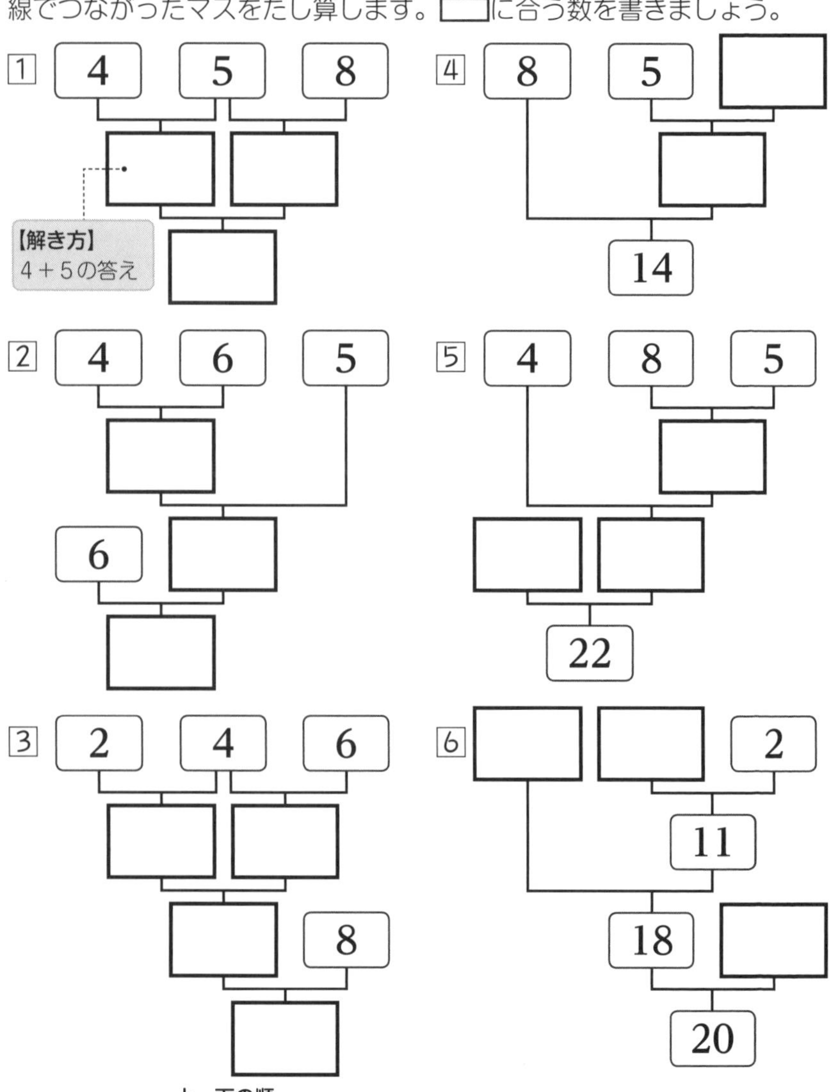

上、下の順

113日の答え ▶ 1 11、20 2 3、18 3 8、4 4 9、4 5 4、12
6 25、5 7 16、14 8 16、4 9 6、9 10 3、24

116日 1つの穴あき計算

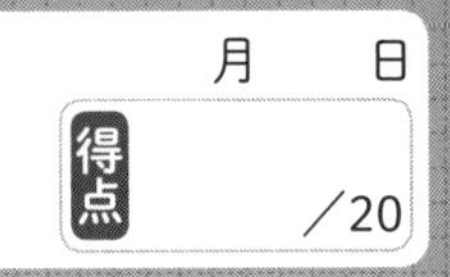

□にあてはまる数を書きましょう。

1 $18 \div \square = 9$

2 $7 + \square = 12$

3 $\square \times 4 = 16$

4 $\square - 5 = 9$

5 $\square \times 7 = 56$

6 $\square \times 8 = 72$

7 $\square + 4 = 17$

8 $20 - \square = 11$

9 $13 - \square = 8$

10 $\square \div 3 = 9$

11 $\square \times 3 = 9$

12 $\square \div 4 = 8$

13 $\square - 6 = 4$

14 $\square + 4 = 8$

15 $\square \times 6 = 36$

16 $11 + \square = 14$

17 $\square \times 6 = 30$

18 $8 - \square = 2$

19 $\square + 5 = 10$

20 $\square - 1 = 6$

114日の答え ▶ 1 2　2 3　3 8　4 27　5 16　6 5　7 5　8 0　9 6　10 11
11 14　12 48　13 7　14 45　15 8　16 14　17 3　18 18　19 9　20 4

117日 3つの数の計算

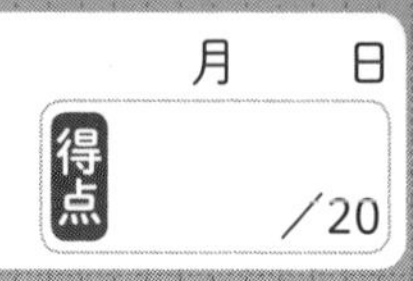

次の計算をしましょう。

1. $10 - 4 - 3 =$ □
2. $3 + 6 - 1 =$ □
3. $1 + 3 + 5 =$ □
4. $2 - 1 + 9 =$ □
5. $12 - 2 - 6 =$ □
6. $17 - 6 - 8 =$ □
7. $15 + 4 + 2 =$ □
8. $13 - 7 + 5 =$ □
9. $9 + 2 - 7 =$ □
10. $7 + 5 - 3 =$ □
11. $8 + 3 + 3 =$ □
12. $6 - 1 + 9 =$ □
13. $1 + 8 - 2 =$ □
14. $4 + 5 - 1 =$ □
15. $23 - 9 + 3 =$ □
16. $6 + 5 - 2 =$ □
17. $19 - 3 + 8 =$ □
18. $11 + 7 - 2 =$ □
19. $9 - 6 + 7 =$ □
20. $2 + 4 + 6 =$ □

115日の答え ▶ 1 9、13、22　2 10、15、21　3 6、10、16、24　4 1、6　5 13、5、17　6 7、9、2

上→下、左→右の順

118日 タテヨコ計算

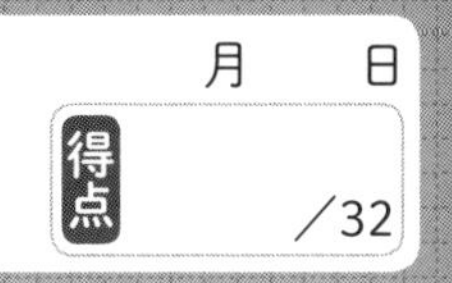

タテとヨコ、それぞれの計算式を解きましょう。

1

5	×	6	=	❶
+		−		
3	×	4	=	❷
‖		‖		
❸		❹		

5

7	−	6	=	❶
+		+		
14	÷	2	=	❷
‖		‖		
❸		❹		

2

11	−	9	=	❶
−		÷		
6	×	3	=	❷
‖		‖		
❸		❹		

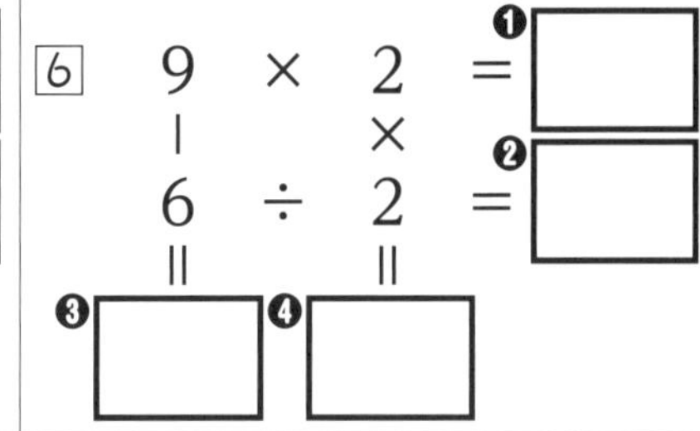

6

9	×	2	=	❶
−		×		
6	÷	2	=	❷
‖		‖		
❸		❹		

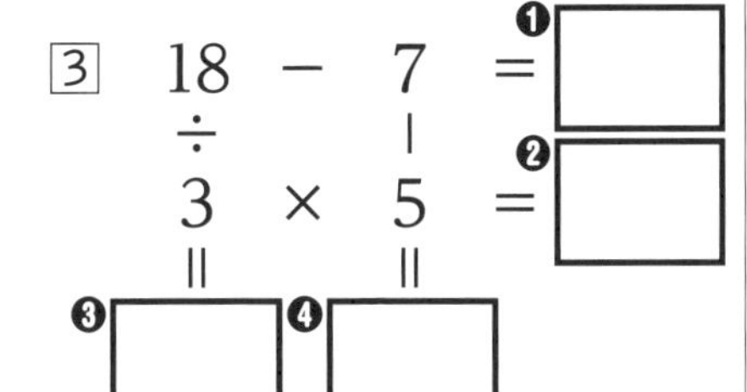

3

18	−	7	=	❶
÷		−		
3	×	5	=	❷
‖		‖		
❸		❹		

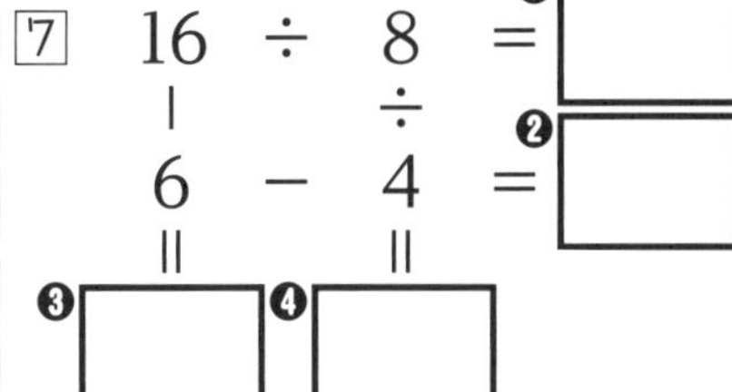

7

16	÷	8	=	❶
−		÷		
6	−	4	=	❷
‖		‖		
❸		❹		

4

8	+	9	=	❶
×		×		
3	+	6	=	❷
‖		‖		
❸		❹		

8

19	−	3	=	❶
−		+		
9	×	4	=	❷
‖		‖		
❸		❹		

116日の答え ▶ 1 2　2 5　3 4　4 14　5 8　6 9　7 13　8 9　9 5　10 27
11 3　12 32　13 10　14 4　15 6　16 3　17 5　18 6　19 5　20 7

119日 3つの穴あき計算

答えは8ページ。解き方は13ページ。

月　日

得点　／30

3つの式の答えが同じになるように、□にあてはまる数を書きましょう。

1　$15 - 9 =$ ❶□ $= 10 -$ ❷□ $=$ ❸□ $+ 4$

2　$18 \div 2 =$ ❶□ $= 3 +$ ❷□ $=$ ❸□ $+ 4$

3　$5 + 1 =$ ❶□ $= 13 -$ ❷□ $=$ ❸□ $\times 3$

4　$2 \times 2 =$ ❶□ $= 20 \div$ ❷□ $=$ ❸□ $+ 2$

5　$7 \times 2 =$ ❶□ $= 18 -$ ❷□ $=$ ❸□ $+ 6$

6　$28 \div 4 =$ ❶□ $= 11 -$ ❷□ $=$ ❸□ $+ 5$

7　$2 \times 4 =$ ❶□ $= 16 \div$ ❷□ $=$ ❸□ $+ 1$

8　$15 \div 3 =$ ❶□ $= 1 +$ ❷□ $=$ ❸□ $- 2$

9　$3 \times 4 =$ ❶□ $= 5 +$ ❷□ $=$ ❸□ $+ 11$

10　$14 - 3 =$ ❶□ $= 15 -$ ❷□ $=$ ❸□ $+ 8$

117日の答え▶ 1 3　2 8　3 9　4 10　5 4　6 3　7 21　8 11　9 4　10 9
11 14　12 14　13 7　14 8　15 17　16 9　17 24　18 16　19 10　20 12

120日 ご石の数

答えは9ページ。

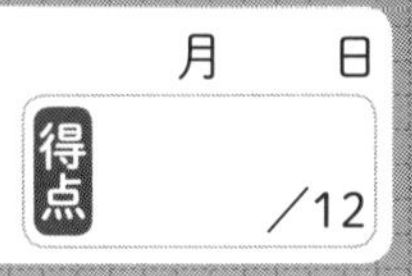

①ご石全体の数→②白のご石の数→③黒のご石の数の順に計算しましょう。

1

①ご石全体 ＿＿ × ＿＿ ＝（　　）個

②白のご石 ＿＿ × ＿＿ ＝（　　）個

③黒のご石 全体の数（　　）－ 白の数（　　）＝ □ 個

2

①ご石全体 ＿＿ × ＿＿ ＝（　　）個

②白のご石 ＿＿ × ＿＿ ＝（　　）個

③黒のご石 全体の数（　　）－ 白の数（　　）＝ □ 個

3

①ご石全体 ＿＿ × ＿＿ ＝（　　）個

②白のご石 ＿＿ × ＿＿ ＝（　　）個

③黒のご石 全体の数（　　）－ 白の数（　　）＝ □ 個

4

①ご石全体 ＿＿ × ＿＿ ＝（　　）個

②白のご石 ＿＿ × ＿＿ ＝（　　）個

③黒のご石 全体の数（　　）－ 白の数（　　）＝ □ 個

118日の答え ▶ 1 ❶30 ❷12 ❸8 ❹2　2 ❶2 ❷18 ❸5 ❹3　3 ❶11 ❷15 ❸6 ❹2　4 ❶17 ❷9 ❸24 ❹54　5 ❶1 ❷7 ❸21 ❹8　6 ❶18 ❷3 ❸3 ❹4　7 ❶2 ❷2 ❸10 ❹2　8 ❶16 ❷36 ❸10 ❹7

川島隆太教授の脳活計算120日②

2024年4月9日　第1刷発行

監修者	川島隆太
発行人	土屋 徹
編集人	滝口勝弘
編集長	古川英二
発行所	株式会社Gakken
	〒141－8416　東京都品川区西五反田2-11-8
印刷所	中央精版印刷株式会社

STAFF

編集協力	株式会社エディット
DTP	株式会社千里
校正	株式会社奎文館

この本に関する各種お問い合わせ先

●本の内容については、下記サイトのお問い合わせフォームよりお願いします。
https://www.corp-gakken.co.jp/contact/
●在庫については　Tel 03-6431-1250（販売部）
●不良品（落丁・乱丁）については　Tel 0570-000577
学研業務センター
〒354-0045　埼玉県入間郡三芳町上富279-1
●上記以外のお問い合わせは　Tel 0570-056-710（学研グループ総合案内）

学研グループの書籍・雑誌についての新刊情報・詳細情報は、下記をご覧ください。
学研出版サイト　https://hon.gakken.jp/